UTA KÖNIG

DIE FRUCHTBARKEITSDIÄT

Gestaltung: Merle Kersten
Cover: Sabine Mestars
Umschlagfoto vorn: Ian O'Leary / Tony Stone
Umschlagfoto hinten: Livio
Druck und Bindung: Clausen & Bosse, Leck
Rezepte: Infothek Ernährung, München
Lektorat: Claudia Lardon
Schlußkorrektur: Antje Brunnabend

ISBN 3-906715-31-0

Der Umwelt zuliebe auf chlorfrei gebleichtem Papier gedruckt und in recyclingfähige Folie eingeschweißt.

Alle Rezepte wurden von der Infothek Ernährung, Frankfurter Ring 81, 80807 München, auf der Basis der Nährstoffempfehlungen in Kapitel 3 entwickelt. Die ernährungswissenschaftlichen Berechnungen in der Klappentabelle erfolgte auf der Basis der neuesten Nährstofferkenntnisse.
Hinweis: Das vorliegende Buch ist sorgfältig erarbeitet worden. Dennoch erfolgen alle Angaben ohne Gewähr. Weder die Autorin noch der Verlag können für eventuelle Nachteile oder Schäden, die aus dem Buch resultieren, Haftung übernehmen.
Falls Sie Fragen oder Anmerkungen zum Buch haben, richten Sie diese bitte schriftlich an den Verlag „Leib & Seele Mediaconcept AG", Büro Hamburg, Gellertstraße 26, 22301 Hamburg

DIE FRUCHTBARKEITSDIÄT

UTA KÖNIG

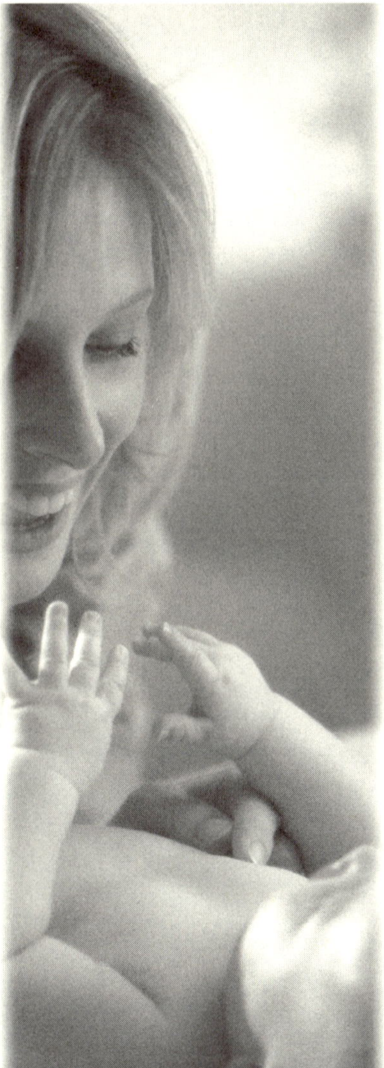

LEIB & SEELE
Mediaconcept AG
Zürich

Es gibt nichts in der Welt,
das unter geeigneten
Bedingungen und Situationen
nicht für Heilzwecke
genutzt werden
könnte.

Caraka (Ayurvedische Schrift, ca. um 700 n. Chr.)

GELEITWORT VON DR. MED. WERNER G. GEHRING*

Ei- und Samenzelle sind nur ein Teil des Menschen. Genau darauf aber reduziert sich oftmals die klassische Fortpflanzungsmedizin. Das ist verkehrt. Paare mit Kinderwunsch sollten ganzheitlich beraten werden. Alle Lebensumstände sind von Bedeutung für die Fruchtbarkeit, die Ernährung spielt dabei eine besondere Rolle.

**Dr. med. Werner G. Gehring ist Frauenarzt. Er hat sich Ende 1997 aus der Reproduktionsmedizin zurückgezogen und arbeitet bereits seit 6 Jahren als Nährstoffmediziner. Dabei forscht er insbesondere zum Zusammenhang von Fruchtbarkeit und Ernährung.*

Wir leben in einer Zeit des allgemeinen Vitalstoffmangels – trotz des Überangebots an Nahrungsmitteln. Diesen Mangel gilt es auszugleichen. Vitalstoffe sind die Bausteine des Lebens, sie regeln alle Stoffwechselprozesse des Körpers. Sie sind bedeutsam für die Hormonproduktion sowie für die Herstellung wichtiger Botenstoffe, der Neurotransmitter. Vitalstoffe sind unverzichtbar für die Fruchtbarkeit.

Das Buch von Uta König gibt sinnvolle Hinweise zu einer gesunden Ernährung, die den Vitalstoffbedarf von Paaren mit Kinderwunsch berücksichtigt. Es enthält damit praktische Ratschläge, die leicht umzusetzen sind, und für die leider in der gynäkologischen Sprechstunde zuwenig Zeit bleibt.

Dieses Buch wird, und davon bin ich überzeugt, vielen Paaren helfen, in einer Welt der High-Tech-Medizin auf natürlichem Wege schwanger zu werden.

Bad Münder, im März 1999

Einleitung

Der Anstieg der Geburtenraten macht es deutlich: Familie steht wieder hoch im Kurs. Immer mehr Paare wünschen sich ein Baby und hören auf zu verhüten. Manche erleben eine Überraschung: Monate vergehen, ohne daß eine Schwangerschaft eintritt. Keine Panik! Häufig liegt das nur daran, daß wir es verlernt haben, richtig mit unserer Fruchtbarkeit umzugehen. Jahrelanges Hantieren mit Pille, Kondom und Spirale haben uns »umgepolt«. Doch auch die Umwelt, unsere Lebensweise und unser Liebesleben spielen eine Rolle. Lust auf Nachwuchs? Dann lesen Sie hier, wie Sie sich in den nächsten Monaten fit für ein Baby machen können.

Wenn Sie schwanger werden wollen, sollten Sie die Zeit bis dahin für ein kleines Vorbereitungsprogramm nutzen. Damit bringen Sie Ihr Sexualsystem auf Trab. Vor allem aber verschaffen Sie dem Baby ideale Startmöglichkeiten. Denn sein biologisches Leben beginnt schon vor der Zeugung – nämlich mit einer Eizelle, die im Körper der Frau reift, und einer Samenzelle, die in den Hoden des Mannes heranwächst.

Die Anlage für die gesundheitliche Entwicklung eines Kindes wird durch die Eltern weitergegeben und beginnt schon einige Zeit vor der Empfängnis. Ei- und Samenzelle haben bereits eine Lebensgeschichte hinter sich, wenn sie miteinander verschmelzen. Die Samenzellen brauchen bis zu hundert Tage, um in den Hoden und Nebenhoden des Mannes heranzureifen. Die Eizellen der Frau schlummern in ihr seit ihrer Geburt. Beide erwarten eine gute Behandlung. Streß, Schadstoffe, aber auch ein Mangel an Nährstoffen beeinträchtigen ihre Gesundheit. Die meisten Eltern vergessen das. Für sie beginnt das Leben des Kindes erst in dem Moment, wo der Frauenarzt die Schwangerschaft feststellt. Dabei haben

Sie mit ihrer Lebensweise schon lange vorher die Weichen gestellt. Sie haben es in der Hand, optimale Voraussetzungen für ein gesundes Baby zu schaffen, indem Sie Ihre Keimzellen, die ja die genetischen Informationen für das Kind enthalten, auf die Empfängnis vorbereiten. Sie sind das wichtigste Startkapital, das Sie Ihrem Kind mit auf den Weg geben können. Die Zeit vor einer geplanten Empfängnis ist von größter Bedeutung. Je kräftiger und fitter die Eltern, desto gesünder das Baby – wahrscheinlich auch dessen Kinder und Kindeskinder, meinen inzwischen viele Reproduktionsmediziner.

Viele Ärzte sind der Meinung, daß man die drei, besser noch sechs Monate vor einer geplanten Empfängnis dazu nutzen sollte, sich auf ein Baby vorzubereiten, das heißt, sich gesundheitlich in Höchstform zu bringen. Dazu gehört eine möglichst abwechslungsreiche Ernährung, die alle notwendigen Nährstoffe (Proteine, Kohlenhydrate, essentielle Fettsäuren, Vitamine, Mineralstoffe und Spurenelemente) liefert. So rät die Deutsche Gesellschaft für Ernährung zu »five-a-day«, zu fünfmal täglich Obst und Gemüse. Das entspricht einem Salat, einer großen Portion Gemüse und zweimal Obst oder wahlweise Saft. Die Formel schließt Fleisch und Fisch nicht aus. Im Grunde ist eine solche Ernährung einfach und auch für Berufstätige und auf Reisen praktikabel. Denn Salate und Säfte stehen auf jeder Speisekarte, Gemüse gibt es auch in der Kantine, und Obst und Joghurt kann man zum Frühstück essen oder zwischendurch. Und zuhause, wenn Sie selber kochen, fällt es noch leichter, sich gesund und abwechslungsreich zu ernähren.

Essen Sie bunt, frisch und saisonal, dann ist Ihre Fruchtbarkeitsdiät perfekt. Guten Appetit!

Hamburg, im März 1999

INHALTSVERZEICHNIS

4. KAPITEL:
AYURVEDA UND KRÄUTER FÜR DIE FRUCHTBARKEIT

5. KAPITEL:
KOCHEN FÜR FITNESS UND FRUCHTBARKEIT

6. KAPITEL:
DAS VORBEREITUNGSPROGRAMM FÜR OPTIMALE FRUCHTBARKEIT

ANHANG:

1. KAPITEL: SCHWANGER WERDEN – DIE EINFACHSTE SACHE DER WELT?

Kinderkriegen ist kein Kinderspiel. Das ist die erste Erfahrung vieler Paare, die sich ein Kind wünschen. Sie hören auf zu verhüten, versuchen sich an das zu erinnern, was sie im Sexualkundeunterricht gelernt haben – und nichts passiert. Es dauert nicht lange, bis die Überraschung in Ratlosigkeit umschlägt: Wie bitte macht man Kinder?

Die zunehmende Zahl von Kinderwunschpraxen und Fortpflanzungskliniken macht es sichtbar: Wir haben es verlernt, eigenständig mit unserer Fruchtbarkeit umzugehen. Der Reproduktionsmediziner Roger Gosden von der Universität Leeds in England bringt die Ahnungslosigkeit vieler Eltern mit Kinderwunsch auf den Punkt: »Die meisten Paare verstehen mehr von Verhütung als von Zeugung. Und viele fangen erst an, übers Kinderkriegen nachzudenken, wenn die Fruchtbarkeit nachläßt.«

Und so tritt ein seltsames Paradox ein: Von den gleichen Fachleuten, die uns durch die Antibabypille erst Sex ohne Fortpflanzung ermöglicht haben, erwarten wir nun, daß sie uns das »Problem« der Zeugung aus der Hand nehmen. Diese modernen Wundermänner und -frauen können viel: Im Extremfall der Fortpflanzung ohne Sex den Weg ebnen. Genau wie die Pille – bloß umgekehrt. Die Alternative: Wir schalten um und beschäftigen uns mit den Prozessen der Fruchtbarkeit, die unsichtbar in unserem Körper ablaufen.

Fast alle müssen warten

Im Durchschnitt braucht ein fruchtbares Paar mit Kinderwunsch sechs Monate, bis eine Schwangerschaft eintritt. Manche brauchen viel länger, ohne daß etwa eine Fruchtbarkeitsstörung vorliegen würde. Natürlich korreliert die Wartezeit auch mit dem Alter: 40jährige Frauen warten mehr als doppelt so lange wie 20jährige.

FRUCHTBARKEIT IST EINE FRAGE DES TIMINGS

Nicht jedes Mal, wenn man ohne Verhütung miteinander schläft, kann es zur Schwangerschaft kommen. Nur an wenigen Tagen im Monat ist eine Frau tatsächlich befruchtungsfähig, und genau zu diesem Zeitpunkt müssen Ei- und Samenzelle zusammentreffen. Die rechnerische Wahrscheinlichkeit für eine Empfängnis liegt nach einer amerikanischen Studie fünf Tage vor dem Eisprung bei acht Prozent. Sie steigt bis zwölf Stunden nach dem Eisprung auf bis zu

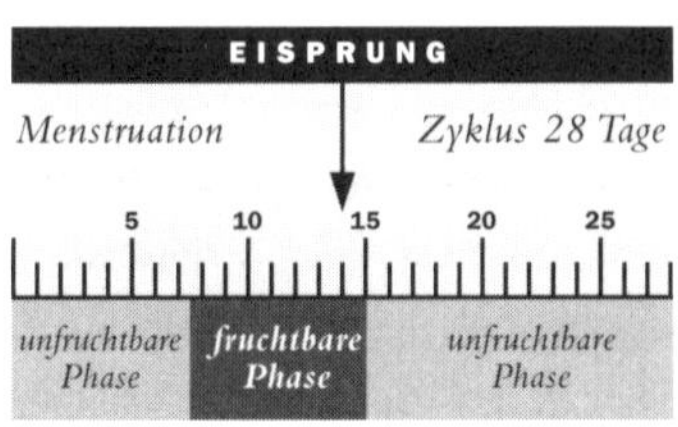

36 Prozent. Die Wahrscheinlichkeit für eine Empfängnis ist zum Zeitpunkt des Eisprungs und in den zwölf Stunden danach rund dreimal so hoch wie in allen fünf Tagen davor.

Aber wissen Sie, an welchem Tag Sie Ihren nächsten Eisprung haben werden? Und wissen Sie, wie lange sich der Samen Ihres Mannes in Ihrer Vagina hält? Die Gynäkologin und Naturheilkundlerin Annick Horn, die in Hamburg eine Kinderwunschpraxis betreibt, hat die Erfahrung gemacht, daß viele ihrer Patientinnen nur deshalb nicht schwanger wurden, weil sie am falschen Tag Sex hatten. »Viele wenden die Temperaturmethode an und meinen, der richtige Zeitpunkt sei dann, wenn die Kurve steigt. Dann ist es allerdings schon zu spät.«

Annick Horn empfiehlt Fruchtbarkeitstests für den Hausgebrauch, Hormonteststäbchen oder Babycomputer (z.B. Cyclotest 2 Plus). Die Handhabung ist denkbar einfach: Morgens beim Aufwachen schieben Sie sich den Temperaturfühler unter die Zunge.

Unregelmäßige Eisprünge

Diäten, Beziehungsprobleme, Krankheit, Aufregung, ein neuer Job oder auch ungewöhnlich viel Sport können den Zyklus durcheinanderbringen, den Eisprung sogar ganz ausfallen lassen. Offensichtlich schützt sich der Körper in solchen Momenten vor einer Schwangerschaft.

Die fruchtbarsten Tage der Frau

Die rechnerische Chance für eine Empfängnis ist am Tage des Eisprungs am höchsten. Sie ist dann rund dreimal so hoch wie in den letzten fünf Tagen davor. An diesen Tagen verzeichnen viele Frauen auch einen Anstieg ihrer Lustbereitschaft. Verantwortlich dafür ist hauptsächlich das »männliche« Sexualhormon Testosteron, das in geringerer Menge auch im weiblichen Körper produziert wird (etwa 20 Prozent der Testosteronmenge, die Männer benötigen). Ein zweites Hoch wird kurz vor und während der Menstruation erreicht. In diesen Phasen steigen Lust und sexuelle Aktivität. Es ist also vor allem das sogenannte »Männlichkeitshormon«, das Frauen lust- und liebesbereit macht.

Ein kurzer Blick aufs Display, und Sie wissen, was Sache ist. Wenn zwei Babysymbole gleichzeitig blinken, heißt es: Nun wird's ernst. Zur Kontrolle können Sie das Befruchtungsoptimum mit Hilfe eines Hormonteststäbchens nachchecken. Wenn der Pappstreifen »fruchtbar« anzeigt, sind alle Zweifel ausgeräumt.
Sehr »instinktsichere« Menschen können sich freilich beim Timing ganz allein auf die Nase verlassen. Die Wiener Biologin Astrid Jütte fand heraus, daß Männer die hochfruchtbaren Tage ihrer Partnerin »riechen« können. Sie scheidet dann nämlich sogenannte »Copuline« aus, die bewirken, daß sein Testosteronspiegel in die Höhe schnellt. Dann ist ER nicht mehr zu bremsen.

400.000 Eizellen sind ein königlicher Vorrat

Die weibliche Fruchtbarkeit ist immens: Wir haben von Geburt an 400.000 Eizellen in uns, die für eine Befruchtung zur Verfügung stehen.

Aber bitte keine überhöhten Hoffnungen: Auch wenn alles stimmt, betragen die Aussichten, schwanger zu werden, pro Zyklus nur 8 bis 36 Prozent, mit zunehmendem Alter sogar weniger. Das heißt: Pro Zyklus werden allerhöchstens 3 von 10 Frauen schwanger, die anderen müssen es weiter versuchen. 20jährige warten im Durchschnitt 5 Monate, 40jährige doppelt so lange – vorausgesetzt, sie haben regelmäßig Sex. Aber das sind alles nur statistische Werte, die wenig über die Fruchtbarkeit des Individuums aussagen. »Mittlerweile sehen die Ärzte weniger auf das Alter der Frau als auf ihren Gesundheitszustand«, weiß die New Yorker Gynäkologin Niravi B. Payne. Was zählt, ist die persönliche Fitneß, die Fähigkeit, mit Streß umzugehen, und die Ernährung.

Übrigens büßen auch Männer ihre Fortpflanzungsfähigkeit mit den Jahren ein: Jüngere Männer haben flinkeres, potenteres Sperma. Im Vergleich zu 18jährigen haben 45jährige 30 Prozent weniger Sperma und eine geringere Spermabeweglichkeit, 50 Prozent mehr anomales Sperma und 50 Prozent weniger Spermalebensfähigkeit.

Schwankende Samenqualität

Ein gesunder Mann hat zwischen 2 und 3 Milliarden Spermien in unterschiedlichen Produktionsstadien. Das Ejakulat kann bis über 100 Millionen Spermien pro ml enthalten. Sinkt die Zahl auf weniger als 20 Millionen, wird es bedenklich. Die »Samenkrise« kann organische Ursachen haben, aber auch vorübergehend durch körperlichen oder seelischen Streß ausgelöst sein.

WENN EI- UND SAMENZELLE SICH TREFFEN

Der Eisprung (Ovulation) ist ein äußerst schneller Vorgang. Er dauert nur 15 Sekunden. Bei den meisten Frauen findet er ungefähr 12 bis 16 Tage vor der Regelblutung statt, also keineswegs immer in der Mitte des Zyklus. Die Zeitspanne zwischen Eisprung und Menstruation, auch »Lutealphase« genannt, bleibt bei der einzelnen Frau ziemlich konstant. Die Eireifungsphase (Follikelphase) hingegen, also die Zeit zwischen Regelblutung und dem darauf folgenden Eisprung, kann durch Streß, Reisen und andere Einflüsse stark variieren. Erfahrungsgemäß verkürzt sich diese sogenannte »Follikelphase« mit dem Lebensalter der Frau.

Labiles Gleichgewicht

Ein fruchtbarer Zyklus setzt ein hormonelles Gleichgewicht voraus. Psychischer und physischer Streß, eine falsche Ernährung, Alkohol, Drogen und Rauchen können das sensible Geschehen leicht beeinträchtigen. Aber genauso kann eine gesunde Lebensweise dazu beitragen, daß die Harmonie wiederhergestellt wird.

Im Gegensatz zur Frau, die nur einmal im Monat eine Eizelle bereitstellt, produziert der Mann permanent Samenzellen. Sie werden in den Hoden gebildet, die sich im Hodensack unterhalb des Penis befinden. Beim Samenerguß gelangen die Samen über die Harnröhre in die Vagina der Frau. Dort steuern sie auf den Muttermund zu, durchqueren den Gebärmutterhals und gelangen in die Gebärmutter. Von den 150 bis 250 Millionen Samenzellen pro Samenerguß gelangen aber nur ein paar Hundert in den Eileiter, in dem die Eizelle wartet. Wenn es einer Samenzelle gelingt, die Hülle der Eizelle zu durchstoßen und ins Innere der Zelle einzudringen, wird die Hülle sofort für weitere Samenzellen undurchdringlich.

Einige Stunden später bewegt sich die befruchtete Eizelle (Zygote) in Richtung Gebärmutter, wo sie nach fünf bis sieben Tagen eintrifft. Währenddessen finden bereits erste Zellteilungen statt. Dabei sammelt sich im Innern der Zygote Flüssigkeit an, die die Zellen auseinanderdrängt. So entsteht eine Art Hohlkugel, auch Blastozyste genannt, die sich an die Schleimhaut in der Gebärmutter anheftet. Bei erfolgreicher Einnistung bildet sich über dem Keim ein dünnes Häutchen, und die Ernährung durch den mütterlichen Blutkreislauf kann beginnen. Wenn nicht, stirbt die Zellkugel ab und wird unbemerkt mit der nächsten Monatsblutung ausgeschwemmt.

Ob Ei- und Samenzelle zusammentreffen, scheint keine Frage des Zufalls zu sein. Schon Anfang des Jahrhunderts vermuteten Wissenschaftler, daß die Spermien die Eizelle »riechen«. Erst vor wenigen Jahren wurde an der Johns-Hopkins-Universität in Baltimore tatsächlich eine solche »Duftspur« entdeckt: Rings um die Spermienmembran entdeckten die Forscher die gleichen Proteine, die in der

DIE VERSCHMELZUNG VON EI- UND SAMENZELLE

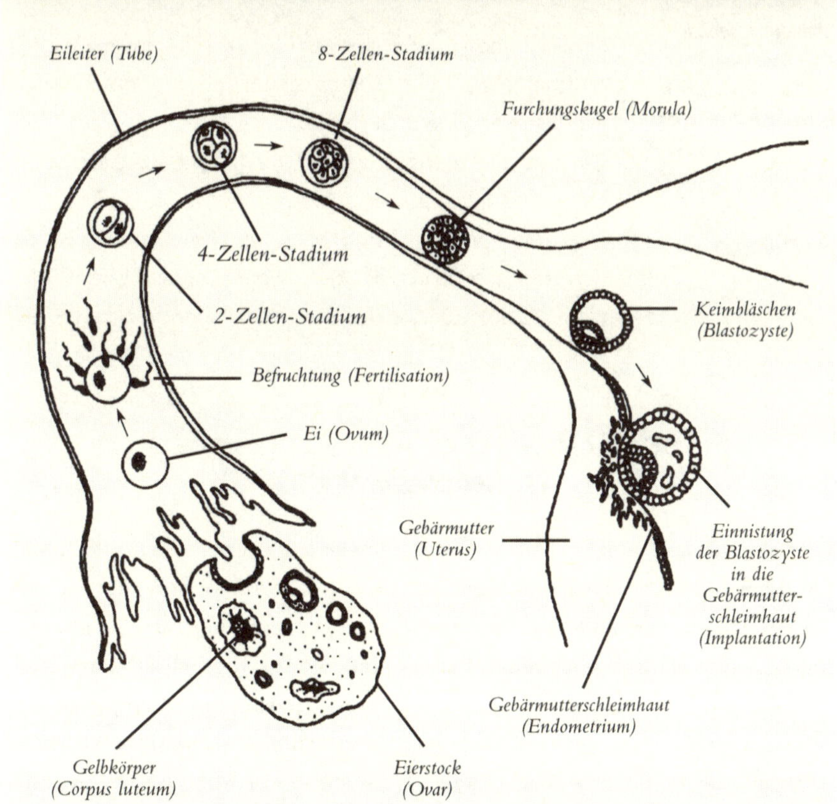

Nase für das Erkennen von Düften verantwortlich sind. Wahrscheinlich nutzen die Spermien diese Rezeptoren, um von der Eizelle ausgesandte Chemikalien aufzuspüren. Das könnte erklären, weshalb Ei und Samen sich überhaupt finden. Die Chance einer Befruchtung wäre sonst extrem klein, nämlich ein Ereignis, das man mit dem Zusammentreffen zweier Perlen in einem Tunnel von dreißig Meter Länge und einem Meter Durchmesser vergleichen könnte.

Ein bißchen Mann, ein bißchen Frau

Die klassische Einteilung der Sexualhormone in »männlich« und »weiblich« hat ausgedient. Jedes Geschlecht produziert beide – in unterschiedlicher Menge.

MÄNNLICHE UND WEIBLICHE HORMONE

Frauen haben ein Fünftel der Menge an Testosteron, dafür fünfmal so viele Östrogene und zehnmal soviel Progesteron wie Männer. Diese Verteilung erzeugt bei den meisten Menschen den Eindruck, Testosteron sei ein eher »männliches« und Östrogene sowie Progesteron seien eher »weibliche« Hormone. Die Wahrheit ist, daß sich die Geschlechtlichkeit von Männern und Frauen nicht so klar den einzelnen Hormonen zuordnen läßt:

Ei- und Samenzellen haben eine begrenzte Lebensdauer

Das Ei (Ovum) kann bis zu 24 Stunden nach dem Eisprung leben. In der Vagina vorhandenes Sperma kann, wenn Schleim vorhanden ist, ein Ei bis zu höchstens fünf Tagen befruchten.
Obwohl sogar noch sieben Tage nach der Ejakulation bewegliche Spermien in der Vagina gefunden werden konnten, stimmen die meisten ExpertInnen darin überein, daß sie in diesem Stadium nicht mehr befruchtungsfähig sind. Ist kein Schleim vorhanden, so ist die Lebenserwartung von Samenzellen sehr kurz.

Jeder Mensch hat sowohl »männliche« als auch »weibliche« Sexualhormone. Das »weiblich« besetzte Östrogen Östradiol spielt auch beim Mann eine Rolle. Ohne Östradiol als Begleitschutz würde Testosteron beim Mann seine Wirkung verlieren. Eine Untersuchung der Universität von Pennsylvania deutet darauf hin, daß Frauen mit höheren Testosteronwerten weniger ängstlich sind und mehr Spaß am Sex haben.

Das klingt erstmal gut – solange das hormonelle Gleichgewicht im Körper erhalten bleibt: Einige Hochleistungssportlerinnen bezahlen für ihre durchs Training erhöhten Testosteronwerte mit einer Vermännlichung des Körpers, mit Unfruchtbarkeit und sexuellen Störungen.

Gedanken und Empfindungen beeinflussen die Fruchtbarkeit

Unser Menstruationszyklus, aber auch andere Körperfunktionen werden durch verschiedene Geschlechtshormone gesteuert. Diese Hormone werden von der Hirnanhangdrüse (Hypophyse) reguliert. Diese kleine Drüse ist direkt mit dem Hypothalamus, der hormonellen Schaltstelle im Zwischenhirn, verbunden. Diese Schaltstelle wiederum hängt eng mit den Gehirnbereichen zusammen, wo Sinne, Kreativität, Gedanken und Gedächtnis angesiedelt sind. So liegt es nahe, daß unsere Gedanken und Empfindungen das Gleichgewicht unserer Sexualhormone und unsere Fruchtbarkeit stark beeinflussen.

GUTER SEX WIRKT WAHRE WUNDER

Lust auf ein Baby? Dann bitte nie vergessen, daß Sex gerade jetzt Spaß machen sollte! Liebe nach Kalender mag auf den ersten Blick sinnvoll erscheinen. Auf Dauer aber vergeht Ihnen beiden die Freude daran. Das führt zu Streß, schlägt sich auf die Beziehung und auf die Fruchtbarkeit nieder – bei Mann und Frau. Lustvoller Sex führt zur Ausschüttung von Endorphinen. Diese hormonähnlichen Substanzen steigern die erotische Erlebnisfähigkeit und erleichtern den Orgasmus. Durch die Kontraktionen beim Höhepunkt gelangen die Spermien tief in den Gebärmutterhals hinein. Von hier aus ist es nicht mehr weit bis zur Eizelle.

2. KAPITEL
FIT FÜRS BABY – WAS BRINGT EINE FRUCHTBARKEITSDIÄT?

Falls Sie es eilig haben und am liebsten schon längst ein Kind gezeugt hätten, entspannen Sie jetzt! Versuchen Sie lieber, die Zeit bis dahin zu nutzen, indem Sie etwas für Ihre Gesundheit tun. Wohlgemerkt: Wir sprechen beide Eltern in spe an, also SIE und IHN.

Es wird immer wieder gern übersehen: Auch ER ist verantwortlich für den Zustand seiner Keimzellen. Ein Mangel an Zink, Vitamin C und E, aber auch Umweltgifte und Alkoholmißbrauch schlagen sich auf die Spermienqualität nieder. Immerhin brauchen Samen im Schnitt 74 Tage, um zu reifen. Die Nahrung, die Sie in dieser Phase essen, die Umwelteinflüsse, denen Sie sich aussetzen, schlagen sich direkt auf das Sperma nieder.

Mütter brauchen Vitamine

Folsäure, ein Stoff, den wir meist nur ungenügend aufnehmen, ist das wichtigste Vitamin für Frauen mit Kinderwunsch. Sie schützt vor Fruchtbarkeitsstörungen und Mißbildungen des Kindes (Nervenröhrenschäden, offenem Rücken). Auch Vitamin B12 spielt eine große Rolle: Frauen mit einem niedrigen B12-Pegel im Blut bekommen fünfmal so häufig mißgebildete Babys wie Frauen mit höheren Werten.

Die Eizellen der Frau liegen seit ihrer Geburt im Eierstock. Sie hat relativ wenig Möglichkeiten, Schädigungen aus der Vergangenheit wieder rückgängig zu machen. Dafür aber kann sie die allerbesten Bedingungen für die zwei kritischen Momente schaffen, die vor ihr liegen:

1. die Reifeteilung vor dem Eisprung und
2. die Zellteilung während der Befruchtung.

Bei diesen Aktionen werden die Geleise für den weiteren Verlauf der Schwangerschaft und für die Gesundheit des Kindes gestellt. Ein gutes Reservoir an Zellschutzstoffen sorgt dafür, daß diese entscheidenden Prozesse sauber ablaufen.

Kein Thema in unserer heutigen Zeit, sollte man meinen. Noch nie hatten wir eine so große Auswahl an Lebensmitteln. Und doch sind die meisten von uns fehlernährt. In den letzten zehn Jahren hat sich die Häufigkeit von krankhafter Fettsucht (Adipositas) in Europa verdoppelt. Jeder siebte Mann und jede sechste Frau leiden darunter. Ernährungsbedingte Krankheiten kosten die Krankenkassen Milliarden.

Zum Teil liegt das an unserer hochindustralisierten Nahrungsmittelproduktion und -verarbeitung. Unsere Lebensmittel enthalten immer weniger lebenswichtige Vitalstoffe. Vor allem aber die Eßgewohnheiten sind

Nicht mehr als ein bis zwei Drinks pro Woche

Wenn Sie sich in der nächsten Zeit ein Baby wünschen, sollten Sie Ihren Alkoholkonsum einschränken. Versuchen Sie, auf Wein umzustellen. Wein, besonders Rotwein, enthält wertvolle Schutzstoffe (Flavonoide), die seine schädigende Wirkung zumindest teilweise ausgleichen.

schuld an der Misere, stellen Ernährungswissenschaftler fest. Statt uns wie früher an Brot, Kartoffeln und Hülsenfrüchten satt zu essen, lieben wir es jetzt vor allem tierisch: Der Milch- und Käsekonsum nahm enorm zu. In der zweiten Hälfte des vergangenen Jahrhunderts stieg der Fleischverbrauch sprunghaft um 124 Prozent auf 45 kg pro Jahr und Kopf. Heute beträgt er sogar ca. 60 kg. Der Zuckerkonsum verzehnfachte sich innerhalb weniger Jahrzehnte.

Aus ernährungswissenschaftlicher Sicht ist das eine Katastrophe. Wir essen zuviel Eiweiß und Fett und zuwenig Kohlenhydrate und Ballaststoffe, wie sie in Getreide, Gemüse, Hülsenfrüchten und Obst enthalten sind. Darüber hinaus gönnen sich die meisten von uns mehr Alkohol, Koffein und Nikotin als gut für uns ist.

Dabei hat der Mensch heute eine gesündere Ernährung nötiger denn je: Streß, Leistungsdruck und Schadstoffe aus der Umwelt lassen seinen Bedarf an Vitaminen und anderen Mikro-Nährstoffen steigen.

GESÜNDER LEBEN STATT HIGH-TECH-MEDIZIN

Selbst eingefleischte Reproduktionsmediziner setzen daher längst nicht mehr allein auf ausgeklügelte Mikropipetten, computergestützte Sperma-Analysen und raffinierte OP-Techniken. Für viele sind Kräuter, Vitalstoffe und psychische Ausgeglichenheit genauso wichtig – wenn nicht wichtiger.

Aber hegen Sie keine überhöhten Erwartungen, wenn Sie ein paar Tage lang gesünder essen oder Vitalstoffpräparate einnehmen: Anders als bei den klassischen Medikamenten tritt die Wirkung von Vitaminen und Mineralstoffen nicht innerhalb von Sekunden, Minuten oder Stunden ein. Eine Verbesserung des Wohlbefindens ist erst nach Wochen oder Monaten zu spüren, wenn die leer gewordenen Reservoirs wieder aufgefüllt und Mangelzustände behoben sind.

Mangel im Schlaraffenland

Unsere Nahrungsmittel enthalten immer weniger Nährstoffe. Eine ausreichende Nährstoffversorgung durch die natürliche Nahrungsaufnahme wird immer schwieriger. Das ergab eine Untersuchung des Diagnostik- und Therapiezentrums für Umweltkrankheiten in Warnemünde.

Die gefundenen Werte lagen deutlich niedriger als in gängigen Lebensmitteltabellen angegeben. Bei einer normalen gemischten Ernährung wird nach Expertenschätzungen der Selenbedarf nur zu 10, der Kupfer- und Manganbedarf nur zu 25 sowie der Zinkbedarf nur zu 30 Prozent gedeckt.

Zink und Selen werden vom Körper zur Neutralisierung von Schwermetallen eingesetzt, sind aber auch notwendig zur Spermabildung beim Mann und zur Eizellenreifung bei der Frau. Fehlen diese Stoffe in der Nahrung oder werden sie durch Schwermetallbelastung verstärkt verbraucht, droht Unfruchtbarkeit. Eine Gießener Studie stellte weiterhin fest, daß auch der Magnesiumgehalt unserer Nahrung überschätzt wird. Intensive Bodennutzung und die Auswaschung durch sauren Regen tragen zu Magnesiumverlusten in Böden und damit in Pflanzen bei.

Man kann davon ausgehen, daß der tatsächliche Magnesiumgehalt von Nahrungsmitteln um rund 20 Prozent unter den in den Tabellen angegebenen Werten liegt.

DIE BAUSTEINE EINER GESUNDEN ERNÄHRUNG

Jedes einzelne Lebensmittel, das wir essen, kann man in seine Einzelteile zerlegen. Jedes spielt eine besondere Rolle im Stoffwechsel.

Kein Alkohol während der Empfängnis

Wenn Sie meinen, daß Sie dieses Mal ein Kind zeugen könnten, verzichten Sie beide in diesen Stunden ganz auf Alkohol. Amerikanischen Untersuchungen zufolge gefährdet Alkoholkonsum zum Zeitpunkt der Zeugung die Entwicklung des Embryos im besonderen Maße.

- Kohlenhydrate (Stärke und verschiedene Zuckerarten) und Fette: Hauptsächlich aus diesen Substanzen gewinnt der Körper die Energie für die Aufrechterhaltung aller Stoffwechselfunktionen und seiner Arbeitsleistungen.
- Eiweiß (Protein) wird ebenfalls zur Energiegewinnung herangezogen und dient als Bausubstanz für Zellen, Enzyme und bestimmte Hormone. Protein formt unseren Körper, indem es Muskeln aufbaut.
- Mineralstoffe wie Magnesium und Kalzium gehören ebenfalls zu den Körperbausteinen. Ohne Kalzium kann keine Knochensubstanz gebildet werden. Magnesium ist ein Hochleistungselement im Stoffwechsel und aktiviert über 300 Enzyme.
- Vitamine und Spurenelemente steuern in vielfältiger Weise den Stoffwechsel und sind Schutzstoffe für den Körper.
- Bioaktive Substanzen sind neu entdeckte Stoffe, die den Körper – ähnlich wie bestimmte Vitamine – vor schädlichen Umwelteinflüssen schützen. Teilweise wurden bekannte Stoffe erstmalig von Wissenschaftlern als bioaktiv »geoutet«, so beispielsweise die Ballaststoffe; teils wurden neue entdeckt. Sie stärken unser Immunsystem, schützen die Zellen vor Umwelteinflüssen wie Smog, Ozon, UV-Strahlen und Streß. Sie stabilisieren den Stoffwechsel, stärken Herz und Gefäße – kurz, sie machen fit und geben Power.
- Wasser ist der Hauptbestandteil unseres Körpers und somit unverzichtbares Bauelement. Es ist aber auch im Blut Medium für den Stofftransport, außerdem das wichtigste Instrument für die Wärmeregulierung.

GEBURTSSCHÄDEN DURCH NÄHRSTOFFMANGEL

Daß eine Unterversorgung mit lebenswichtigen Nahrungsbausteinen direkte Auswirkungen auf die Entwicklung des Kindes im Mutterleib hat, ist schon lange bekannt. Während der Nahrungsmittelblockade holländischer Großstädte im Zweiten Weltkrieg zum Beispiel sank die Kalorienaufnahme auf 800 kcal pro Tag. In der Folge fielen die Geburtsgewichte der Neugeborenen um 300 g und die Plazentagewichte um 100 g ab.

Die Kalorienversorgung ist in unserer Wohlstandsgesellschaft kein Problem mehr. Unsere Tische biegen sich unter einem Riesenangebot an verlockenden Lebensmitteln. Wir leiden vor allem an einer Überversorgung mit Makro-Nährstoffen (Proteinen, Kohlenhydraten, Fetten), verbunden mit einer Unterversorgung mit Mikro-Nährstoffen (Vitaminen, Mineralstoffen, Spurenelementen, Aminosäuren etc.). Das macht uns müde und anfällig für Krankheiten. Viel schlimmer aber können die Auswirkungen in der Schwangerschaft sein: Das ungeborene Kind im Mutterleib benötigt eine Fülle an Nährstoffen, um sich gesund zu entwickeln. Wenn nur einer dieser Stoffe fehlt, besteht ein erhöhtes Risiko für Mißbildungen

Zu dick oder zu dünn?

Wenn Sie Untergewicht haben, legen Sie ein paar Pfunde zu – und zwar in erster Linie durch komplexe Kohlenhydrate und Eiweiß, nicht durch Fett! Bei Übergewicht sollten Sie ganz langsam abnehmen. Crash-Diäten sind Gift für das Hormonsystem und den Stoffwechsel. Damit erreichen Sie genau das Gegenteil. Nehmen Sie sich drei Monate Zeit. Danach sollten Sie Ihr neues Gewicht stabilisieren.

KASTEN: WAS SIND VITALSTOFFE?

Vitalstoffe (= Lebensstoffe) sind Bausteine, die der Körper für vielfältige Zell- und Organfunktionen benötigt. Unser Organismus braucht diese Vitalstoffe als natürliche Nahrungsbestandteile seit Menschheitsbeginn, d.h. seit mehr als 4,4 Millionen Jahren. Einige Vitalstoffe kann der Körper selbst produzieren, viele müssen jedoch mit der Nahrung zugeführt werden. Zu den Vitalstoffen gehören Vitamine, Mineralstoffe, Spurenelemente und andere Substanzen.

– von den sogenannten Lippen-Kiefer-Gaumenspalten mit Hasenscharte und Wolfsrachen bis hin zur »Spina bifida«, einer Krankheit, bei der die Wirbelsäule gespalten und der Rücken offen ist.

Erektionsprobleme durch Drogen
Alkohol, Heroin und Methadon sind nicht nur schlecht für die Fruchtbarkeit. Sie haben auch einen stark negativen Einfluß auf die erektile Potenz (Stehfähigkeit).

DIESE FAKTOREN SIND GIFT FÜR IHRE FRUCHTBARKEIT

Fettsäuren

Übermäßiger Verzehr gesättigter Fettsäuren kann den Stoffwechsel der essentiellen Fettsäuren negativ beeinflussen. Gesättigte Fettsäuren – man erkennt sie an ihrer harten Beschaffenheit – blockieren die Umwandlung der essentiellen Fettsäuren in eine vom menschlichen Organismus verwendbare Form, die Gamma-Linolsäure (GLS). Auch Alkoholgenuß sowie Mangel an Zink, Magnesium und Vitamin B6 verringern die GLS-Bildung. Darüber hinaus können Diabetes, bestimmte Virusinfektionen, Strahlung und Alterung die GLS blockieren.

Körpergewicht

Ein zu niedriges oder zu hohes Körpergewicht wirkt sich negativ auf den Hormonspiegel aus. Sinkt das Gewicht unter die kritische Grenze von 48 Kilogramm (diese Grenze gilt seltsamerweise für alle Frauen, unabhängig von Größe und Körperbau), stellt die Hirnanhangdrüse (Hypophyse) ihre Botschaften an die Eierstöcke ein, und Eisprung und Menstruation setzen aus. Ähnlich problematisch ist Übergewicht. Es kann bei Männern zu verminderter Samenproduktion und bei Frauen zu Problemen bei der Eireifung kommen. So haben Frauen mit starkem Übergewicht häufig Zyklusstörungen, und der Eisprung bleibt aus. Das liegt vermutlich an den erhöhten Insulin-Werten. Eine Gewichtsreduktion reicht meist aus, um Abhilfe zu schaffen. Crash-Diäten sind aber auf jeden Fall zu vermeiden.

Leistungssport

Starke sportliche Betätigung bringt häufig Hormonstörungen mit sich. Durch das Training werden solche Mengen an Nährstoffen verbraucht, daß die Hormonproduktion nicht mehr aufrechterhalten bleibt. Beim Mann wird außerdem die Samenbildung beeinträchtigt.

Streß

Streß und starke Belastung beeinflussen die Hormonbildung über die Hirnanhangdrüse (Hypophyse). Zudem sondert der Körper unter Anspannung eine Reihe anderer Hormone ab, z.B. Adrenalin, die sich negativ auf die Sexualhormone auswirken. Beim Mann wird die Samenbildung beeinträchtigt. Man sollte unbedingt vermeiden, bei Streß auch noch Kaffee zu trinken: Koffein steigert die Wirkung von Adrenalin, erhöht so die Auswirkungen von Streß und verstärkt Symptome wie Angst, Spannung, Reizbarkeit und Unterzuckerung.

Keine Genußmittel bei Kinderwunsch
Alkohol, Nikotin und Kaffee sowie Drogen sind nachweislich Gift für die Fruchtbarkeit und gehören auf die Verbotsliste.

Zusatzstoffe in Lebensmitteln, vor allem Phosphate und Polyphosphate (E544, E545, E450), können die Aufnahme und Verwertung von Nährstoffen einschränken.

Zucker

Zucker raubt die Nährstoffreserven aus, vor allem werden die Vitamine des B-Komplexes geplündert. Außerdem schränkt Zucker den Hormontransport ein. Frauen, die viel naschen, neigen deshalb vermehrt zu Hormonstörungen. Zucker erhöht außerdem die Neigung zu Hypoglykämie (Unterzucker), was zu Lethargie, Schwäche, Reizbarkeit und Kopfschmerzen führen kann und erneute Lust auf Süßes auslöst. Das alles betrifft Zucker und Süßigkeiten in größeren Mengen, nicht aber den sparsamen, vernünftigen Gebrauch. In Maßen verwendet, ist Ahornsirup eine gesunde Alternative.

Süßstoffe

Süßstoffe, vor allem Saccharin, werden ebenfalls verdächtigt, die Empfängnisbereitschaft und den Verlauf einer Schwangerschaft negativ zu beeinflussen. Studien zu

Aspartam und anderen neueren Süßstoffen laufen noch. Solange sie nicht abgeschlossen sind und Entwarnung gegeben ist, empfiehlt es sich, den Gebrauch stark einzuschränken oder besser ganz darauf zu verzichten.

Koffein

Koffein in Tee, Kaffee, Kakao und Schokolade beeinflußt den Hormonspiegel, indem es die Leber hindert, die Hormone nach getaner Arbeit abzubauen. Koffein stört die reibungslose Steuerungsfunktion des Hypothalamus und gefährdet auf Dauer den Eisprung. Eine Studie an der amerikanischen Johns-Hopkins-Universität ergab, daß Frauen, die pro Tag mehr als 300 mg Koffein tranken (etwa drei Tassen Kaffee) dreimal so lange brauchten, um schwanger zu werden, wie Frauen, die keinen Kaffee tranken. Eine neuere Untersuchung des National Institute of Health in den USA weist sogar darauf hin, daß bereits die tägliche Menge von 115 mg ausreicht, um die Befruchtungschancen zu halbieren.

Substanzen in Kaffee und Tee

Auch andere Substanzen in Tee und Kaffee wirken sich nachteilig auf die Fruchtbarkeit aus. Erste Ergebnisse einer Studie an der Deutschen Klinik für Fruchtbarkeit

ALKOHOL WIRKT SCHLIMMER AUFS BABY ALS HEROIN

Während der Schwangerschaft ist nach Erkenntnissen des Kinderkardiologen Prof. Hermann Löser aus Münster Alkohol der Schadstoff Nummer eins, schlimmer noch als Nikotin oder Heroin, weil er direkt aufs Gehirn wirkt. Alkohol beeinträchtigt die Hirnentwicklung und die Ausbildung anderer Organe. Der Grund: Der Leber des Embryos steht nicht das alkoholabbauende Enzym Alkoholdehydrogenase zur Verfügung, das dem Erwachsenen einige Stunden nach dem Rausch Ernüchterung bringt. Löser vermutet, daß bei einem Schwips der Mutter das Kleine in ihrem Bauch volltrunken ist.

zeigen, daß Frauen, die mehr als zwei Tassen Kaffee in der Eireifungsphase konsumieren, nachweislich herabgesetzte Fertilisationsraten aufweisen. Bei Frauen, die in den ersten 15 Wochen der Schwangerschaft drei oder mehr Tassen Kaffee oder Tee trinken, erhöht sich das Risiko einer spontanen Fehlgeburt auf das Doppelte. Damit sind diese Getränke ein noch größerer Risikofaktor als Tabak oder Alkohol. Das ergab eine Untersuchung von 3000 Frauen in den USA. Durch welchen Stoff in diesen Getränken ein Abgang verursacht wird, konnte noch nicht ermittelt werden. Cola stellt kein erhöhtes Fehlgeburtsrisiko dar; Koffein allein kann also nicht der Auslöser sein.

Gefahr durch Tabakgenuß

Rauchen kann schon vor der Empfängnis zu genetischen Schädigungen führen.

Alkohol

Alkohol erhöht den Bedarf an Vitaminen des B-Komplexes sowie an Magnesium, Zink und Kalzium, was leicht zu einem Mangel und damit zu Störungen im Hormonhaushalt führen kann. Wer regelmäßig Alkohol trinkt, sollte deshalb auf eine erhöhte Zufuhr dieser Nährstoffe achten. In jedem Fall aber schädigt Alkohol die Leber, was ebenfalls hormonelle Auswirkungen hat. Bei Frauen kann regelmäßiger Alkoholgenuß die Eireifung verzögern und zu Zyklusstörungen führen. Beim Mann reduziert Alkohol die Samendichte, erhöht den Anteil mißgebildeter Spermien und beeinträchtigt damit die Fruchtbarkeit. Über die Maßen genossen, senkt er die Erektionsfähigkeit und dämpft auf Dauer die Lust auf Sex. In der Schwangerschaft ist Alkohol der gefährlichste Giftstoff überhaupt, schlimmer noch als Heroin *(siehe Kasten »Alkohol wirkt schlimmer aufs Baby als Heroin«).*

Zigarettenkonsum

Rauchen kann Hormonstörungen verstärken, weil der hohe Verbrauch an Zellschutzsubstanzen (Antioxidantien) zur Bekämpfung der Schadstoffe im Rauch die Nährstoffspeicher ausbeutet. Das verringert die Vitamin- und Mineralstoffvorräte, die für die Hormonbildung benötigt werden. Bei Frauen wurden darüber hinaus Stoffwechselprodukte des Nikotins in der Eibläschenflüssigkeit nachgewiesen – mit steigender Konzentration fällt die Fertilisationsrate *(siehe auch S. 30 »Warum Raucherinnen Probleme mit der Fruchtbarkeit haben«).* Untersuchungen des kalifornischen Public Health Department haben ergeben, daß Rauchen das Risiko verdreifacht, das Baby im frühen Schwangerschaftsstadium zu verlieren. Beim Mann führt Nikotingenuß zur Beeinträchtigung der Sperma-Beweglichkeit. Das beste ist, das Rauchen vollkommen einzustellen. Wer das nicht kann, sollte sich zumindest durch zusätzliche Einnahme von Beta-Carotin, Vitamin C, E und dem lebensnotwendigen Spurenelement Selen schützen.

Marihuana

Ständiger Genuß von Marihuana setzt die Fruchtbarkeit (Fertilität) der Männer herab – es schlägt auf die Samenqualität, auf die Lust und auf die Potenz. In Studien wurden verminderte Spermatozoenkonzentrationen und erniedrigte Testosteronserumspiegel nachgewiesen.

Anti-Baby-Pille

Die Anti-Baby-Pille verursacht, besonders bei Langzeiteinnahme, ernsthafte Störungen des Vitamin- und Mineralstoffgleichgewichts im Körper. Außerdem bringt sie den natürlichen Rhythmus im Körper nachhaltig durcheinander. So kann es eine Weile dauern, bis sich die natürliche Balance wieder eingestellt hat.

Medikamente

Medikamente sollten Sie bei Kinderwunsch weitestgehend meiden. Bei bestimmten Arzneimitteln wie Anabolika, Steroiden, Antibiotika, Antidepressiva, Antihistaminika, und bestimmten Antimykotika ist eine fruchtbarkeitsschädigende Wirkung eindeutig nachgewiesen. Erkundigen Sie sich nach den Nebenwirkungen der Arzneimittel, die Sie nehmen.

Umweltgifte

Umweltgifte können die Fruchtbarkeit von Frauen und Männern beeinträchtigen, zu Libidomangel und zu Fehlgeburten führen. Die Schadstoffe können sich jahrelang auf unseren Organismus auswirken, bevor wir überhaupt ahnen, was für eine Zeitbombe in unserem Körper tickt. Die Gifte lagern sich im Fettgewebe ab, da die Leber nicht in der Lage ist, alle Substanzen abzubauen. Die wirksamste Therapie – konsequente Vermeidung – läßt sich nicht immer realisieren. Aber eine ausreichende Versorgung mit bestimmten Nährstoffen hilft dem Körper, mit den Belastungen besser klarzukommen.

Amalgam

Amalgam-Füllungen können zu hohen Quecksilberbelastungen des Organismus führen. Experten haben festgestellt, daß Quecksilber über das Blut im Körper verteilt wird und über den Riechnerv direkt ins Hirn gelangen kann. Bei starker Quecksilberbelastung läßt sich eine erhöhte Konzentration vor allem in der Hirnanhangdrüse nachweisen. Das kann zu hormonellen Störungen führen. Bei Männern wurden außerdem Keimzellenschädigungen und Störungen der Samenbeweglichkeit durch Quecksilber nachgewiesen.

Vorsicht mit Schmerzmitteln!

Schmerzmittel, darunter solche, die Acetylsalicylsäure (ASS) enthalten, können theoretisch das komplizierte Zusammenspiel der Geschlechtshormone negativ beeinflussen. Die britische Medizinerin Sarah Brewer rät deshalb Frauen, die sich ein Baby wünschen, von der Einnahme solcher Schmerzmittel ab — zumindest während der Zyklusmitte. Australische Studien deuten darauf hin, daß die Einnahme von z. B. Aspirin in der frühen Schwangerschaft zu niedrigem Geburtsgewicht und Geburtsschäden führen kann. Eine andere Untersuchung bringt ASS-Präparate während der Schwangerschaft mit einem niedrigeren IQ und Konzentrationsstörungen bei den Kindern in Verbindung.
(Quelle: Sherman J. Silber: How to Get Pregnant).

WARUM RAUCHERINNEN PROBLEME MIT DER FRUCHTBARKEIT HABEN

Daß Rauchen schlecht für die Gesundheit ist, insbesondere für Babys im Mutterleib, ist schon lange bekannt. Ebenso weiß man aus Studien, daß Raucherinnen im Schnitt länger warten müssen, bis sie schwanger werden, und eine höhere Fehlgeburtsrate haben. Die Genetikerin Maria Teresa Zenzes vom Toronto-Hospital lieferte erstmals eine Erklärung dafür: Normalerweise wird bei Frauen nach Beginn der Pubertät einmal im Monat ein reifes, befruchtungsbereites Ei gebildet. Bei dieser sogenannten »Reifeteilung« entsteht aus einem unreifen Ei, das wie alle anderen Körperzellen einen doppelten Chromosomensatz besitzt, eine reife Eizelle mit einem einfachen Chromosomensatz. Bei Raucherinnen ist diese Reifeteilung häufig gestört. Ihre befruchtungsbereiten Eizellen, so Zenzes, enthielten in einigen Fällen den doppelten statt den einfachen Chromosomensatz. Werden diese doppelt ausgestatteten Eizellen mit einem männlichen Samen befruchtet, entsteht ein Prä-Embryo mit dreifachem Chromosomensatz. Er ist nicht lebensfähig. Vermutlich stößt der Körper einen solchen Embryo ab, und es kommt zu einer Fehlgeburt. Bei der Studie teilte das Team um Zenzes 54 Raucherinnen in drei Gruppen auf: starke Raucherinnen, die mehr als 15 Zigaretten am Tag rauchen, Frauen, die weniger als 15 Zigaretten rauchen, und passive Raucherinnen, die selbst nicht, aber deren Ehemänner rauchen. Bei den starken Raucherinnen, fand das Team um Zenzes heraus, lag der Anteil der Eizellen mit doppeltem Chromosomensatz bei 21 Prozent. Von den Nichtraucherinnen hatten nur fünf Prozent diese doppelte Chromosomenausstattung. Die Passiv- und Wenig-Raucherinnen lagen dazwischen.

WIE KÖNNTE RAUCHEN DIE ENTWICKLUNG DER EIZELLEN BEEINFLUSSEN?

Zenzes nimmt an, daß verschiedene Stoffe, die beim Rauchen aufgenommen werden, ihren Weg zu den Eizellen finden. Die Forscherin fand zum Beispiel Cotinin, ein Abbauprodukt von Nikotin, in der die Eizellen umgebenden Flüssigkeit. Andere Forscher haben Kadmium, das im Zigarettenrauch auftritt, in den Eierstöcken von Raucherinnen nachweisen können. Frauen kommen mit einer festen Anzahl von Eiern zur Welt. Die in Zigaretten enthaltenen Schadstoffe können also über lange Zeit auf die unreifen Eizellen einwirken.

FRUCHTBARKEIT – EINE FRAGE DER ERNÄHRUNG

Sexualität und Ernährung gehören eng zusammen. Die hormonproduzierenden Drüsen wie Schilddrüse, Hirnanhangdrüse, Nebennieren, Bauchspeicheldrüse, Eierstöcke und Hoden kontrollieren u. a. auch die Sexualfunktionen. Damit diese Drüsen genügend Hormone erzeugen können, benötigen sie bestimmte Makro- und Mikro-Nährstoffe. Tatsächlich sind Liebe, Lust und Sexualität abhängig von hormonellen Regelkreisen, die wiederum von einer ausreichenden Versorgung mit bestimmten sexualitätssteigernden Nährstoffen abhängig sind.

Hirnanhangdrüse

Die Hirnanhangdrüse braucht Vitamine des B-Komplexes, insbesondere Folsäure, Pantothensäure und Niacin, sowie Vitamin E. Wird sie mangelhaft ernährt, stellen sich unterentwickelte Sexualorgane, frühe Wechseljahre, Frigidität bei Frauen und Impotenz bei Männern ein.

Hoden Die Hoden des Mannes bilden die Samenzellen und produzieren das »männliche« Sexualhormon Testosteron. Für die Spermienbildung ist eine ausreichende Versorgung mit Vitamin C und E, Vitamin B12, Selen und Zink erforderlich. Eine Unterversorgung kann die Ursache für eine schlechte Spermienqualität sein. Auch um genug Testosteron herzustellen, müssen Hoden und Nebennierenrinden gut mit den Vitaminen C, E, Beta-Carotin, Folsäure und dem Spurenelement Zink versorgt sein.

Eierstöcke Die Eierstöcke der Frau produzieren die weiblichen Sexualhormone Östrogen und Progesteron. Dazu brauchen sie genügend Vitamine des B-Komplexes, insbesondere Niacin und Folsäure. Ein Folsäuremangel reduziert die Fruchtbarkeit und erhöht darüber hinaus die Gefahr von Mißbildungen und Fehlgeburten.

Gebärmutter Das »Fruchtbarkeitsvitamin« E verbessert die Chancen für eine Schwangerschaft: Bei einem Mangel kann sich die befruchtete Eizelle nicht in der Gebärmutter einnisten und wird abgestoßen. Für die Eireifung sind die Vitamine des B-Komplexes, Vitamin C und E sowie Beta-Carotin erforderlich.

Schilddrüse Auch die Schilddrüse und die Nebennieren sind an der Steuerung der Fruchtbarkeit bei Mann und Frau beteiligt. Die Schilddrüse benötigt Jod und Selen, Vitamin E sowie die Vitamine des B-Komplexes, insbesondere Vitamin B1. Für eine gute Funktion der Nebennieren ist eine ausreichende Versorgung mit den Vitaminen C und E und Beta-Carotin, den Vitaminen des B-Komplexes, insbesondere B1, Pantothensäure und Niacin, erforderlich.

Schadstoffe Genußgifte, aber auch Umweltschadstoffe können die Fruchtbarkeit beeinträchtigen. Unsere tägliche Nahrung enthält Stimulanzien, die unsere Geschlechtsdrüsen aus dem Gleichgewicht bringen: Süßigkeiten, Alkohol, Kaffee, schwarzer Tee. Auch Zigaretten zählen zu den Störfaktoren. Ständiger Nikotingenuß führt auch zu nachlassender Sexualität. Eine ausgewogene Ernährung und die zusätzliche Einnahme von Carotinen, Vitamin C, E, Selen und dem B-Komplex kann die Aggressivität vieler Schadstoffe abfangen und so vor umweltbedingten Fruchtbarkeitsstörungen schützen.

Fruchtbarkeit auf dem Teller
Für eine optimal funktionierende Sexualität und Fruchtbarkeit benötigt der Mensch optimale Konzentrationen an sexualitäts- und fruchtbarkeitsunterstützenden Nährstoffen.

SEHR UMSTRITTEN: MÄDCHEN- UND JUNGENDIÄTEN

Der Gynäkologe François Papa von der Pariser Frauenklinik Port-Royal hat sich in Frankreich einen Namen als sogenannter »Jungen- oder Mädchenmacher« gemacht. Er ist fest davon überzeugt, daß sich das Geschlecht des Nachwuchses manipulieren läßt, vor allem durch Scheidenspülungen und spezielle Jungen- oder Mädchendiäten. (Vgl. dazu auch „Das große Buch der Fruchtbarkeit" S.30ff.)

Papas Empfehlung: »Essen Sie kalium- und natriumarm sowie kalzium- und magnesiumreich, wenn es ein Mädchen werden soll. Essen Sie kalzium- und magnesiumarm sowie kalium- und natriumreich, wenn Sie sich einen Jungen wünschen.«

Derzeit kursieren zwei widersprüchliche Theorien zum Thema günstigster Zeugungszeitpunkt für Mädchen bzw. Jungen. Die eine besagt, daß bei Verkehr am Fruchtbarkeitshöhepunkt Söhne gezeugt werden, bei Verkehr einige Tage vorher hingegen Töchter. Doch einige Studien deuten genau auf das Gegenteil hin.

Niemand sollte also zu viel Gewicht darauf legen und das Timing nicht zu verbissen betreiben: Wer für seinen Kinderwunsch extra den Eisprung abwartet, hat den besten Zeitpunkt meist verpaßt — für eine ziemlich fragwürdige Manipulation, denn das Wunschgeschlecht läßt sich kaum erzwingen.

3. KAPITEL: NÄHRSTOFFE FÜR GESUNDHEIT UND FRUCHTBARKEIT

Dieses Kapitel hilft Ihnen, wenn Sie mehr über die Wirkungsweise der Nährstoffe wissen wollen, die für die Fruchtbarkeit eine besondere Rolle spielen. Sie erfahren hier, welche Lebensmittel die besten Quellen sind, ob die Einnahme von Zusatzpräparaten (Supplementierung) zu empfehlen ist, und welche Gefahren bei Unter- und Überversorgung auftreten können. Darüber hinaus geben wir Anhaltswerte über die empfohlene Tagesdosis für Männer, Frauen und während der Schwangerschaft.

Es ist äußerst schwierig zu bestimmen, wieviel an Vitaminen und Mineralstoffen der Mensch wirklich braucht. Bislang orientierte man sich an den von der Deutschen Gesellschaft für Ernährung (DGE) herausgegebenen Empfehlungen für die Nährstoffzufuhr – in den vergangenen Jahrzehnten immer eine feste Größe in der Ernährungsberatung. Mittlerweile jedoch sind diese Werte in die Diskussion geraten. Viele Nährstoffmediziner plädieren dafür, sie anzuheben – zumindest für die Zellschutzstoffe Beta-Carotin, Vitamin C und E. Sie spielen bei der Vorbeugung einer Reihe von Zivilisationskrankheiten eine immense Rolle.

GESUND MIT EINER »STEINZEITERNÄHRUNG«?

Um gesund zu bleiben, müßten wir essen wie in der Steinzeit, behaupten einige Forscher. Für eine optimale Versorgung mit Vitalstoffen müßten wir mindestens zweimal soviel essen – oder Pillen schlucken. Ein Vergleich mit den Eßgewohnheiten unserer Vorfahren legt das zumindest nah. Die Jäger und Sammler der Steinzeit streiften durch Wälder und Savannen und verrichteten auf der Suche nach Nahrung schwerste körperliche Arbeit. Sie hatten einen täglichen Energiebedarf von 5.500 bis 6.000 Kalorien und aßen, was die Natur ihnen bot. Das ergab 1985 eine Untersuchung des Wissenschaftlerteams S. Boyd Eaton und Melvin Konner an der Emory University in Atlanta/Georgia.

Eaton und Konner rekonstruierten in ihrer Studie, daß unsere Vorfahren sich offenbar gesünder und nährstoffreicher ernährten, als wir es tun. Sie lebten von Wildobst und Wildgemüse, ab und zu fingen sie Fische, die sie frisch zubereiteten oder manchmal auch roh aßen. Wenn sie Glück hatten, erjagten sie Wild und Wildgeflügel und

Steinaltes Erbe
Um gesund zu bleiben, müßten wir essen wie in der Steinzeit, denn an unseren Erbanlagen hat sich in den letzten 100.000 Jahren kaum etwas geändert.

brieten es über ihrem Lagerfeuer. Heute führen wir uns mit der Nahrung im Durchschnitt 2.200 bis 2.500 Kalorien zu. Weniger Kalorien bedeutet aber weniger Nährstoffe, als unser Körper seit Jahrmillionen gewöhnt ist. Hinzu kommt, daß die Hälfte der von uns aufgenommenen Kalorien aus Fetten, Kohlenhydraten und Alkohol stammt – also von energiereichen Nahrungs- und Genußmitteln mit wenig Substanz. Dadurch wird die optimale Versorgung mit Vitalstoffen zusätzlich gefährdet.

Der Nährstoffmediziner Gehring ist der Meinung, daß dieser zivilisatorische »Nährstoffmangel« eine Hauptrolle bei der Entstehung von Krankheiten spielt. Gehring: »Wir sind unterernährt. Denn an unseren Erbanlagen hat sich in den letzten 100.000 Jahren kaum etwas geändert. Unser Körper braucht eigentlich immer noch die in über 4,4 Millionen Jahren Menschheitsentwicklung vorherrschende Ernährung.« Seiner Überzeugung nach reichen unsere Nährstoffaufnahmen, die sich an den Empfehlungen der Deutschen Gesellschaft für Ernährung (DGE) orientieren, gerade mal aus, um extremen Mangelkrankheiten vorzubeugen. Eine vorbeugende Wirkung allerdings sei erst von Vitalstoffmengen zu erwarten, so Gehring, »wie Steinzeitmenschen sie mit der Nahrung aufgenommen haben«.

FREIE RADIKALE UND RADIKALFÄNGER

Bestimmte Schutzsysteme, die wir aus unserer Nahrung beziehen, bewahren den Körper vor dem Angriff Freier Radikaler – Hauptauslöser bei Alterungsprozessen und bei der Krebsentstehung.

Freie Radikale sind biochemische Substanzen, die jeder Mensch in seinem Körper hat. Sie entstehen bei vielen Prozessen, unter anderem dann, wenn Sauerstoff unvollständig verbrannt wird. Das passiert zum Beispiel bei emotionalem oder körperlichem Streß, aber auch beim Sport. Hinzu kommen Einwirkungen von außen: die UV-Strahlung der Sonne, Zigarettenrauch, Nitrite und Nitrate als Rückstände in Nahrungsmitteln, Röntgenstrahlen beim Arzt, aber auch natürliche radioaktive Strahlung aus der Umwelt u.v.m.

Freie Radikale können im Körper »oxidative Reaktionen« auslösen, vergleichbar mit dem Rosten eines Autos. Bei uns Menschen werden sie zu einer großen Gefahr für die Gesundheit. Freie Radikale reagieren mit Bestandteilen unserer Zellen und verändern sie. Sie stören die Kommunikation innerhalb der Zelle, aber auch zwischen den Zellen. Das führt zur Alterung der einzelnen Zelle und letztlich des gesamten Organismus. Darüber hinaus lösen Freie Radikale Krankheiten aus: im schlimmsten Fall Krebs, aber auch Arteriosklerose, Herz-Kreislauf-Erkrankungen, Rheuma, geistige Verfallserscheinungen (z.B. Alzheimer-Krankheit) u.v.a.

Nährstoffe pro Tag:	Steinzeitmensch	Mitteleuropäer
Energie in Kalorien	5.500 - 6.000	2.200 - 2.500
Protein (in % Energie)	30 - 35	15 - 20
Fett (in % der Energie)	20 - 25	40 - 45
Mehrfach ungesättigte Fettsäuren (in % Fett)	60	10 - 20
Kohlenhydrate (in % Energie)	50 - 60	35 - 45
Saccharose (in % Energie)	0 - 2	15 - 20
Vitamin C (mg)	450 - 500	60 - 80
Vitamin E (mg)	100 - 120	10 - 12
Selen (Mikrogramm)	300 - 400	50 - 70
Kalzium (mg)	> 1.500	700 - 800
Ballaststoffe (g)	> 100	15 - 20

Der oxidative Prozeß kommt durch Atome zustande, die ein Elektron zuviel oder zuwenig haben und deshalb bestrebt sind, so rasch wie möglich entweder eines davon loszuwerden oder eines hinzuzubekommen. Das macht sie zu hochreaktiven Substanzen, die gewillt sind, mit jedem nur erdenklichen Molekül eine neue Verbindung einzugehen. Dadurch lösen sie eine Kettenreaktion aus: Moleküle, die auf diese Art und Weise »angeknabbert« worden sind, werden nun selbst zu Freien Radikalen und versuchen, sich woanders zu holen, was ihnen weggenommen wurde. Dieses Phänomen ist bekanntlich das Kernthema jedes Vampirfilms.

Zellschutzstoffe für die Fruchtbarkeit

Der Mensch ist dem ständigen Angriff sogenannter »Freier Radikale« ausgesetzt. Das führt zu Alterung, Krankheit – und Fruchtbarkeitsstörungen. Zum Glück gibt es Stoffe, die dem Körper helfen, diese biochemische Zerstörungskaskade abzufedern. Man nennt sie auch Zellschutzstoffe oder »Antioxidantien«. Die bekanntesten sind die Vitamine C und E, Beta-Carotin sowie das Spurenelement Selen.

Freie Radikale und Umweltbelastungen haben die Eigenschaft, sich in ihrer Wirkung gegenseitig zu verstärken, manchmal sogar zu potenzieren. So haben Wissenschaftler hochgerechnet, daß bei jedem Zug aus einer Zigarette etwa 10^{15} Freie Radikale durch aromatische Kohlenwasserstoffe anfallen. Die Entgiftung des gleichzeitig inhalierten Teers produziert weitere 10^{14} Freie Radikale.

Sexualität und Fruchtbarkeit werden durch all diese zerstörerischen Vorgänge, die von Wissenschaftlern als »oxidativer Streß« zusammengefaßt werden, empfindlich gestört. Hormone erkennen nicht mehr ihre Anlaufstellen (Rezeptoren) und sind damit in ihrer Wirkung eingeschränkt. Das kann dramatische Folgen fürs Erbgut haben: Die natürliche Erbinformation (genetischer Code), die ja den Nachwuchs prägt, wird womöglich beschädigt.

Verhindern läßt sich die Entstehung Freier Radikaler nicht: Sie sind der Preis, den wir für die Nutzung des Sauerstoffs unserer Erdatmosphäre zahlen. Viele Umstände können das Bombardement aggressiv gewordener Sauerstoffmoleküle auslösen: Zigarettenrauch, Sonneneinstrahlung, Umweltgifte, aber auch geistige und

körperliche Anstrengung. Doch es gibt Stoffe, die dem Körper helfen, diese biochemische Zerstörungskaskade abzufedern. Man nennt sie auch »Radikalfänger« oder »Antioxidantien«. Wir nehmen sie mit unserer Nahrung auf. Die wichtigsten sind außerdem als sogenannter »Zellschutz« in jeder Apotheke oder Drogerie zu kaufen. Es sind die Vitamine C und E, Beta-Carotin, eine Vorstufe von Vitamin A, sowie das Spurenelement Selen.
Auch Zink, Kupfer und Mangan und die Aminosäuren Glutathion, Cystin, Methionin sowie die essentiellen Fettsäuren wehren die Attacken auf unseren Organismus ab. Genauso wichtig sind die sogenannten »sekundären Pflanzenschutzstoffe«, auch Bioaktivstoffe genannt *(mehr dazu ab S. 88)*. Sie kommen u.a. als Farbstoffe in Obst, Gemüse oder Gewürzen vor, z.B. Flavonoide, Carotine, Capsaicin, Cumarine, Kurkumin.

Radikalfänger schützen

Wer gesunde Kinder will, sollte mit seiner Nahrung ausreichende Mengen an Radikalfängern aufnehmen.

All diese Nährstoffe werden als »Radikalfänger« oder als »Antioxidantien« bezeichnet. Solange es genügend von ihnen gibt, können Freie Radikale nicht überhandnehmen, und der Mensch und seine Keimzellen bleiben gesund. Wer gesunde Kinder zeugen will, muß deshalb dafür sorgen, daß er sich ausreichend mit Radikalfängern versorgt.

Was sind Zellschutzstoffe?

Wenn man einen Apfel durchschneidet und liegen läßt, wird er braun – weil bestimmte Moleküle mit Sauerstoff in Berührung kommen. Träufelt man jedoch auf diese Stelle Vitamin C, dann passiert nichts. Probieren Sie es selbst aus!
Auch der Mensch ist dem ständigen Angriff von Sauerstoffmolekülen ausgesetzt. Diese sogenannten »Freien Radikale« stürzen sich äußerst aggressiv auf lebende Zellen und verändern deren genetischen Code. Das führt zu vorzeitiger Alterung, Schwächung des Immunsystems bis hin zu lebensbedrohenden Krankheiten. Und natürlich auch zu Fruchtbarkeitsstörungen.

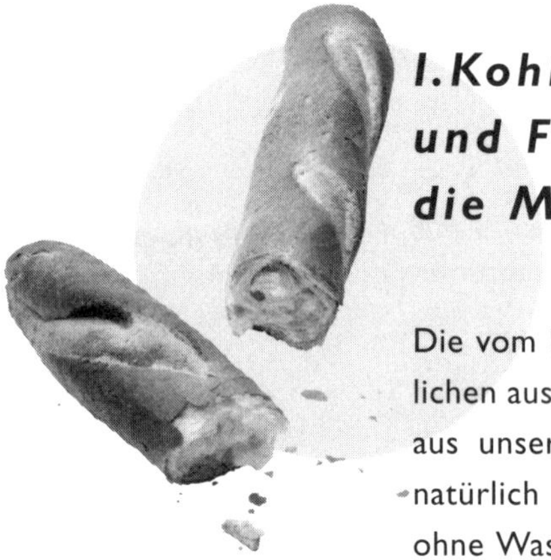

I. Kohlenhydrate, Protein und Fett – die Makro-Nährstoffgruppen

Die vom Körper benötigte Energie stammt im wesentlichen aus Kohlenhydraten, Eiweißen und Fetten, die wir aus unserer Nahrung gewinnen. Dazu benötigen wir natürlich Wasser. Es liefert zwar keine Energie, aber ohne Wasser würden wir bereits nach wenigen Tagen schwere gesundheitliche Schäden erleiden: Wir benötigen es als Lösungsmittel für Nährstoffe, als Transportmittel im Blut, als Kühlungsmittel und nicht zuletzt als Spülmittel, um damit Gifte über die Nieren aus dem Körper auszuscheiden.

1. Kohlenhydrate

Die besten Quellen

Vollkornbrot
Kartoffeln
Reis
Hirse
Gemüse
Erbsen
Linsen
Bohnen
Haferflocken
Ungezuckertes Müsli

Kohlenhydrate sind entweder einfache Zucker oder komplexe Zuckerverbindungen. Zu den sogenannten »Einfachzuckern« gehören Trauben- und Fruchtzucker, zu den »höheren Zuckern« gehören Rüben-, Rohr-, Malz- und Milchzucker. Stärke, Zellulose und Glygoken, das Speicherkohlenhydrat des menschlichen Organismus, werden zu den »Mehrfachzuckern« gezählt.

Kohlenhydrate sind neben dem Fett die wichtigsten Energielieferanten. Während Einfachzucker, wie z.B. Traubenzucker, im Darm sofort aufgenommen und genauso schnell verbrannt werden, müssen Mehrfachzucker erst in kleine Bruchstücke aufgespalten werden, bevor der Darm sie aufnehmen kann. Einfachzucker überfluten den Körper kurzfristig mit Energie, die er meist gar nicht verwerten kann. Da er Kohlenhydrate nur in geringem Maße speichern kann, baut er die überschüssigen Einfachzucker in Speicherfett um. Mehrfachzucker geben dagegen kontinuierlich Energie ab. Sie wirken wesentlich länger sättigend. Deshalb sollte Nahrung bevorzugt werden, die aus möglichst naturbelassenen Vielfachzuckern (Müsli, Vollkorn, Kartoffeln, Reis) besteht.

Raffinierte Zucker (weißer Haushaltszucker, Süßigkeiten oder Limonaden und Alkohol) sollten weitgehend gemieden werden. Sie belasten den Organismus, indem sie unseren Blutzuckerspiegel auf eine »Berg- und Talfahrt« schicken: Jedesmal, wenn wir Süßes essen, muß unser Körper kurzfristig große Mengen Insulin ausschütten, um den erhöhten Blutzuckerspiegel wieder nach unten zu treiben. Das raubt dem Körper Nährstoffe, vor allem B-Vitamine. Darüber hinaus enthalten raffinierte Zucker weder Vitamine noch Mineralstoffe oder Spurenelemente.

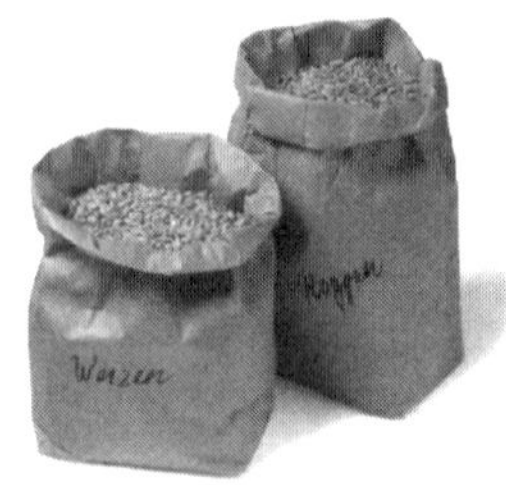

Hinweis: Der Anteil der Kohlenhydrate an unserer täglichen Nahrungsaufnahme sollte 55 bis 60 Prozent betragen – und zwar in komplexer Form und nicht als Einfach- oder Zweifachzucker.

2. Essentielle Aminosäuren

Essentielle Aminosäuren sind organische Säuren, die in Eiweiß (Protein) enthalten sind. Für Erwachsene sind acht und für Kinder zehn dieser Säuren essentiell, das heißt lebenswichtig. Der Körper kann sie nicht selbst herstellen. Daher müssen sie mit der Nahrung aufgenommen werden. Das ist der Grund, weshalb diese Aminosäuren zu den sogenannten Vitalstoffen gezählt werden. Die nichtessentiellen Aminosäuren kann der Organismus selbst aus anderen Nährstoffen herstellen.

Man unterscheidet sogenannte »Baueiweiße«, die Bestandteil unserer Zellen sind, von sogenannten »Funktionseiweißen« (Enzyme, Hormone, Botenstoffe). Enzyme sind im Körper an einer Vielzahl von Funktionen beteiligt. Sie sorgen für die Energiegewinnung unserer

Zellen und unterstützen den Organismus dabei, Gifte abzubauen und auszuscheiden. Außerdem helfen sie dem Körper bei der Produktion einiger lebenswichtiger Substanzen. Ein paar Aminosäuren sind Bestandteile solcher Enzyme. In jeder Sekunde laufen in jedem von uns etwa 1030 biochemische Reaktionen ab.

Die besten Quellen*

Hülsenfrüchte
Kartoffeln
Vollkorn
Sojaprodukte
Milch
Frischkäse
Buttermilch
Joghurt
Fisch
Fleisch

** Ideal sind Kombinationen von Hülsenfrüchten mit Kartoffeln oder von Vollkorn- mit Sojaprodukten.*

Aber auch Hormone und Botenstoffe werden zum Teil aus Aminosäuren hergestellt. Sie steuern wichtige Stoffwechselprozesse und andere Körperfunktionen. Nach Bedarf aktivieren oder bremsen sie diese Prozesse. So sind Aminosäuren am Aufbau von Dopamin, Noradrenalin und Adrenalin beteiligt, die die sexuelle Lust fördern und die Durchblutung der Sexualorgane steigern. Andere Aminosäuren sind am Aufbau von Oxytozin und Histamin beteiligt, beides Hormone, die an der Steigerung des Liebes- und Lustgefühls mitwirken.

Eiweiß ist hierzulande kein Mangelstoff. Der Eiweißbedarf eines gesunden Erwachsenen beträgt je kg Körpergewicht etwa ein Gramm. **Hinweis:** Bei einer Kombination von zwei Dritteln pflanzlichem Eiweiß und einem Drittel tierischem Eiweiß ist die Versorgung mit allen lebenswichtigen Aminosäuren gesichert. Ein zu hoher Eiweißkonsum, insbesondere in Form von »rotem Fleisch«, kann das Darmkrebsrisiko steigern.

3. Essentielle Fettsäuren

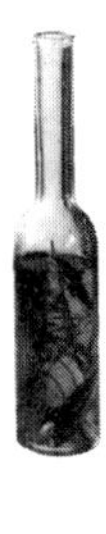

Essentielle Fettsäuren (fälschlicherweise Vitamin F) müssen dem Körper regelmäßig zugeführt werden, weil der Organismus sie braucht, jedoch nicht selber herstellen kann. Sie sind das Baumaterial für die fetthaltigen Zellmembranen überall im Körper.

Fett im Übermaß schadet der Gesundheit und der Fruchtbarkeit. Ganz ohne Fett aber würde der Mensch sterben. Fett bringt Energie, ist Träger der fettlöslichen Vitamine A, D und E und nicht zuletzt Lieferant der essentiellen Fettsäuren (Linol-, Linolen-, Arachidon-, Eicosapentaen- und Docosaheaxaensäure), die unser Körper nicht oder nicht in ausreichender Menge selbst bilden kann. Linolsäure ist die wichtigste von ihnen. Sie ist in Distelöl, Sonnenblumenöl, Maiskeimöl und Sojaöl enthalten.

Essentielle Fettsäuren brauchen wir auch für unser Hormonsystem: Sie beeinflussen die Produktion der Prostaglandine, die die Sexualhormone Östrogen und Testosteron regulieren. Ein Mangel verursacht Periodenschmerzen, Überempfindlichkeit der Brüste und PMS. Die Symptome verbessern sich häufig drastisch, wenn die

Die besten Quellen

- Distelöl
- Maiskeimöl
- Sojaöl
- Leinöl
- Erdnussöl
- Seefisch
- Fischöl
- Borretschöl
- Nachtkerzenöl
- Sonnenblumenöl

Zuviel Fett macht Männer impotent

Eine Ernährung, die vor allem auf Fleisch, Wurst und fetthaltigen Nahrungsmitteln aufbaut, kann böse Folgen für die Geschlechtshormone haben. Bei Frauen steigt mit erhöhtem Östrogenspiegel das Brustkrebsrisiko. Bei Männern hat der hohe Fettverzehr vor allem Auswirkungen auf den Geschlechtstrieb und die Fortpflanzungsfähigkeit. Ihnen fehlt es an dem, was den Mann zum Mann macht: Testosteron.

Eine Studie der medizinischen Fakultät der Universität von Utah in Salt Lake City hat ergeben, daß sich bei hohem Fettverzehr das Vorkommen des Männlichkeitshormons im Blut verringert. Bei einer Gruppe von Männern, deren Kalorienaufnahme zu 57 Prozent aus Fett, 9 Prozent aus Proteinen und nur zu 34 Prozent aus Kohlenhydraten stammte, sank der Testosteronpegel im Blut binnen kurzer Zeit um 50 Prozent.

Es ist anzunehmen, daß eine längerfristige fetthaltige Ernährung den Geschlechtstrieb auf Dauer reduzieren kann.

Zufuhr der essentiellen Fettsäuren steigt. Sehr wirksam sind auch Nachtkerzenöl, das Gamma-Linolsäure enthält, und Fischöl, das Omega-3-Fettsäure enthält. Die Gamma-Linolsäure und die Omega-3-Fettsäure sind allerdings keine essentiellen Fettsäuren im eigentlichen Sinne, weil sie normalerweise erst im Stoffwechsel aus Linolen- bzw. Linolsäure entstehen.

Bedarf:
Für einen Erwachsenen sind 60 bis 70 g Fett pro Tag vollkommen ausreichend.

Ein zu hoher Fettkonsum hat freilich negative Auswirkungen auf die Produktion der Geschlechtshormone. Bei Frauen steigt der Östrogenspiegel und damit das Brustkrebsrisiko. Bei Männern geht der Geschlechtstrieb und die Fortpflanzungsfähigkeit zurück *(siehe Kasten S. 43 »Zuviel Fett macht Männer impotent«)*.

Mit den heutigen Ernährungsgewohnheiten nehmen wir zuviel Fette, täglich zwischen 130 bis 140 g, auf. Mangelkandidaten für essentielle Fettsäuren sind all jene, die fettarme Diäten einhalten. Solche Diäten sind für die Gesundheit ebenso schlecht wie eine zu fetthaltige Ernährung. Wenn der Fettanteil weniger als 20 Prozent der Energiezufuhr ausmacht, kann es kritisch werden. Dann ist eine gezielte Auswahl der Fette unbedingt erforderlich.

Hinweis: Der Anteil der Fette mit gesättigten Fettsäuren sollte nicht mehr als ein Drittel betragen.

II. Vitamine für Gesundheit und Fruchtbarkeit

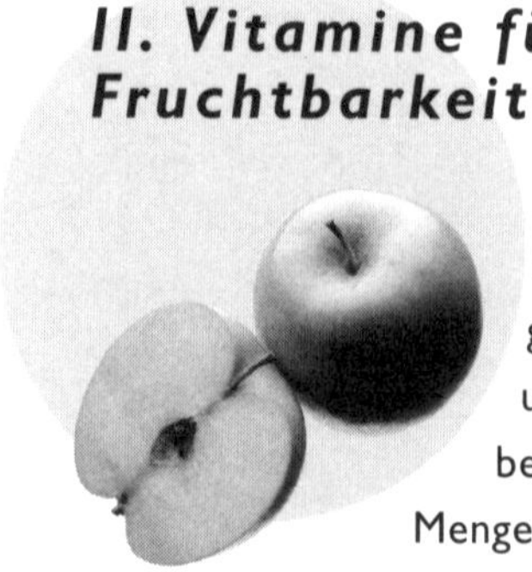

Vitamine sind essentielle organische Substanzen, die allesamt ganz spezifische Funktionen in unserem Körper erfüllen. Wir benötigen sie nur in kleinsten Mengen, fehlt aber auch nur einer dieser Stoffe, so verursacht dies schwere Mangelkrankheiten. Die meisten Vitamine muß der Körper mit der Nahrung aufnehmen, denn er kann sie nicht selber herstellen. Eine Ausnahme stellt Vitamin D dar: Der Körper kann es selbst herstellen – mit Hilfe des Sonnenlichts.

Den ersten Buchstaben des Vitaminalphabets entdeckte der Forscher E.V. McCollum 1915, und als letzter wurde Vitamin B12 ermittelt. Bis 1948 waren dann insgesamt 13 für den Menschen notwendige Vitamine isoliert:

- Vitamin A
- Vitamin B1
- Vitamin B2
- Vitamin B6
- Vitamin B12
- Folsäure
- Niacin
- Pantothensäure (B5)
- Biotin
- Vitamin C
- Vitamin D
- Vitamin E
- Vitamin K

Darüber hinaus gibt es eine Reihe von »Pseudovitaminen«, die ebenfalls vom Körper essentiell benötigt werden: Orotsäure (fälschlich Vitamin B13), Inosit, die Liponsäure, Rutin (fälschlich Vitamin P), Carnitin (fälschlich Vitamin P), die Pangamsäure (fälschlich Vitamin B 15), Ubichinon (Co-Enzym Q 10) und die Linolsäure (fälschlich Vitamin F). Sie heißen »Pseudovitamine«, weil der Körper sie in Mengen von mindestens 10 Gramm pro Tag braucht, also in weit höheren Dosen als echte.

Vitamin A in hoher Dosis ist giftig

Es ist besser, den Bedarf an Vitamin A über seine Vorstufen, z.B. Beta-Carotin, zu decken, als reines Vitamin A aus Innereien und Lebertran aufzunehmen. Vitamin A in hohen Dosen ist giftig.
1 mg wird täglich benötigt, ab 5 mg setzen Vergiftungssymptome ein: Übelkeit, Kopfschmerzen und Sehstörungen.

1. Vitamin A

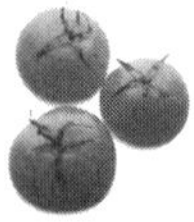

Die besten Quellen
Möhren
Paprika
Grünkohl
Fenchel
Aprikosen
Tomaten
Brokkoli
Grünkohl
Vollkornbrot
Butter

Vitamin A (Retinol) wird schon lange als »Augenvitamin« gefeiert. Heute weiß man, daß es vielfältige Funktionen hat. Es sorgt für eine geschmeidige Haut und widerstandsfähige Schleimhäute in Mund, Lungen, Verdauungstrakt, Niere, Blase und Geschlechtsorganen. Es ist unentbehrlich für den Aufbau unserer Knochen und für unsere Fruchtbarkeit. Dieser Biostoff schützt die Keimdrüsen des Mannes und ebnet den Spermien den Weg bis zur Eizelle: Fehlt Vitamin A, wird's eng in Samenstrang und Eileiter, bis hin zur Sterilität.

Der Körper hat die Möglichkeit, den Stoff aus der Nahrung aufzunehmen (Spitzenreiter Lebertran) oder aber aus den sogenannten »Carotinen«, den Vorstufen des Vitamin A, selbst herzustellen. Letztere Variante ist vorzuziehen, denn der Körper stellt nur soviel Vitamin A her, wie er benötigt, so daß gefährliche Überdosierungen ausgeschlossen sind.

Die Wirksamkeit der Stoffe, die unter der Firmierung Vitamin A laufen, ist unterschiedlich: Retinol hat sechsmal so viel Power wie Beta-Carotin, das bekannteste Carotin. Das macht Retinol aber auch gefährlicher: Wer seinem Körper zuviel des Guten zuführt, handelt sich Vergiftungserscheinungen ein. Zuviel Vitamin A kann gefährlich für Schwangere werden: Ein Überangebot führt zu schweren Mißbildungen des Neugeborenen. Werdende Mütter sollten nie mehr als 3 mg Vitamin A zu sich nehmen. Oder sicherheitshalber auf Beta-Carotin setzen, als Vorstufe von Vitamin A auch Provitamin A genannt.

Beta-Carotin braucht Leibwächter
Unser Körper kann Beta-Carotin und andere Carotine viel besser aufnehmen, wenn sie ihm in Verbindung mit Vitamin C und E sowie Selen angeboten werden – wie in der Natur üblich.

Dabei ist Beta-Carotin neben diversen anderen Carotinen ein eigenständiger Nährstoff und hat wie das Vitamin A als sogenannter Radikalfänger eine wichtige Schutzfunktion gegen Krebs und andere Zellveränderungen. Es macht nämlich sogenannte Freie Radikale unschädlich *(siehe Abschnitt »Freie Radikale und Radikalfänger« S. 36).* Sämtliche Carotine, also nicht nur das Beta-Carotin, sind hochwirksame Radikalfänger. Sie stecken in Paprika, Tomaten, Möhren, Brokkoli und Grünkohl und geben ihnen die rote, gelbe oder grüne Farbe.

Alle Wirkstoffe dieser Gruppe stärken insgesamt das Immunsystem. Beim Mann beeinflußt das Beta-Carotin vermutlich die Reifung der Spermien in den Nebenhoden. Damit Beta-Carotin vom Blut aufgenommen werden kann, muß es sich zuvor mit Gallensalzen verbinden. Diese werden jedoch nur dann in den Dünndarm abgesondert, wenn auch Fett im Essen ist; Karotten mit etwas Butter sind deshalb eine weitaus ergiebigere Quelle als eine roh verzehrte Mohrrübe, die zu 90 Prozent ungenutzt ausgeschieden wird.

Anmerkung:
Unsere »Empfohlene Tagesdosis« bei Vitaminen und Mineralstoffen orientiert sich, wenn sie mit Sternchen versehen ist, an den Empfehlungen der Deutschen Gesellschaft für Nährstoffmedizin, Bad Münder; mit zwei Sternchen** versehen, an den Erfahrungen der britischen Medizinerin Sarah Brewer (»Planning A Baby«, London). Zur Orientierung haben wir die nach Ansicht vieler Experten teilweise recht niedrigen Empfehlungen der Deutschen Gesellschaft für Ernährung (DGE) angegeben.*

Hinweis: Schwangere sollten darauf achten, ihren Vitamin-A-Bedarf vorwiegend über die Vorstufe Beta-Carotin abzudecken. Vitamin-A-reiche Nahrungsmittel

Vitamine für die Seele

Ernährung, Geist und Gefühle sind eng miteinander verbunden. Unsere seelische Verfassung beeinflußt die Art unserer Ernährung, die Verdauung und den Stoffwechsel. Die Nahrung wiederum hat Auswirkungen auf die Gesundheit der Seele. Psychische und geistige Belastungen erhöhen den Bedarf an bestimmten Nährstoffen wie den Vitaminen B und C sehr stark. Dauert die Belastung länger und werden diese Nährstoffe nicht in erhöhtem Maße zugeführt, stabilisiert sich das Ungleichgewicht. Es kommt zu Mangelzuständen und einer beträchtlichen Minderung der Lebensenergie und Widerstandskraft. Eine gesunde Ernährung mit viel Obst und Gemüse, Nüssen, Samen und Vollkorn plus eine zusätzliche Einnahme dieser Vitamine erhöht die Fähigkeit, mit Streß und Konflikten fertig zu werden.

Tagesbedarf laut DGE:
Männer 1 mg, Frauen 0,8 mg, Schwangere 1,1 mg. Besser aber ist es, den Bedarf über Provitamin A zu decken.
Empfohlene Tagesdosis
Beta-Carotin (Provitamin A): Männer 38 mg, Frauen 30 mg.*

(Leber und andere Innereien) sollten gemieden werden, weil es durch die Gefahr einer Überdosierung zu Mißbildungen des ungeborenen Kindes kommen kann. Beta-Carotin dagegen ist völlig ungefährlich: Hat der Körper zuviel davon, wandelt er kein Provitamin mehr um, so daß es nicht zu einer Vitaminvergiftung (Hypervitaminose) kommen kann.

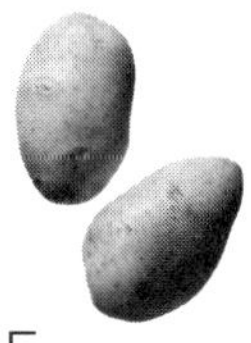

VITAMINE DER B-GRUPPE

Das starke B-Team
Die Vitamine der B-Gruppe stehen in enger Wechselbeziehung zueinander, so daß ein B-Vitamin ohne ein bestimmtes anderes nichts anfangen kann. In natürlichen Lebensmitteln treten sie fast immer gemeinsam auf. Bei zusätzlicher Einnahme als Pille sind daher auch Präparate zu empfehlen, die den gesamten Vitamin-B-Komplex enthalten.

Die Vitamine der B-Gruppe zeichnen sich dadurch aus, daß sie für viele Prozesse im Körper immer gemeinsam benötigt werden. Sie sind allesamt (als Bestandteile von Co-Enzymen) an Stoffwechselprozessen beteiligt. Natürlicherweise kommen sie meist gemeinsam in denselben Nahrungsmitteln vor. Da sie wasserlöslich sind, kann der Körper sie nur beschränkt speichern. Und in Belastungssituationen oder bei Alkoholmißbrauch werden sie vermehrt gebraucht.

Wenn B-Vitamine nicht ständig mit der Nahrung zugeführt werden, kann leicht ein Mangelzustand entstehen. Bei der Zubereitung Vitamin-B-haltiger Gemüse ist zu beachten, daß sie auf keinen Fall gekocht, sondern roh belassen oder vorsichtig mit wenig Wasser gegart werden sollten. Sonst sinkt der Vitamingehalt um die Hälfte.

2. Vitamin B1

Vitamin B1 (Thiamin) machte ursprünglich als »Anti-Beri-Beri-Vitamin« Karriere. Diese tückische Krankheit war zu Beginn des 20. Jahrhunderts in Indien verbreitet und galt als unheilbar, bis ein holländischer Arzt entdeckte, daß die

Krankheit durch den ausschließlichen Verzehr von poliertem Reis ausgelöst wurde. Dadurch fehlte den Menschen das lebenswichtige Vitamin, das in der Reishülle steckte. Mittlerweile weiß man sehr viel mehr über den Stoff, der auch als Nerven- und Energievitamin bezeichnet wird, da er als Co-Enzym am Kohlenhydratstoffwechsel von Nerven und Muskeln beteiligt ist.

B1 stärkt außerdem Herz-, Darm- und Skelettmuskulatur. Der Facharzt für Innere Medizin und Naturheilverfahren Karl J. Pflugbeil berichtet in seinem Buch »Vital Plus« , daß Thiamin in Verbindung mit Folsäure und Eisen, während der Schwangerschaft eingenommen, die Ungeborenen davor bewahrt, mit einem Wolfsrachen oder einer Hasenscharte auf die Welt zu kommen.

Um diese Mißbildungen zu verhindern, so Pflugbeil, behandelten Ärzte der Charité-Klinik in Berlin Frauen, die mit diesem Risiko behaftet waren, mit Vitamin B1 kombiniert mit Folsäure und Eisen in hoher Dosierung bis zum Ende des dritten Schwangerschaftsmonats. Diese einfache Maßnahme hatte großen Erfolg: Von insgesamt 132 Frauen brachten 130 gesunde Kinder ohne jede Spaltenbildung zur Welt.

Da Vitamin B1 ein wasserlösliches Vitamin ist, ist die Gefahr einer Überdosierung gering. Ein Zuviel wird ausgeschieden.

Hinweis: Je mehr Kohlenhydrate wir essen, um so mehr Vitamin B1 brauchen wir. Die Thiamin-Aufnahme wird besonders empfindlich gestört, wenn sehr viele raffinierte Kohlenhydrate, also Zucker, Weißmehl oder polierter Reis, gegessen werden und wenig Vollwertkost. Auch Alkohol und Kaffeegenuß beeinträchtigen die Aufnahme.

Die besten Quellen

Bierhefe
Schweinefleisch
Geflügel
Sojabohnen
Haferflocken
Vollkornbrot
Weizenkeime
Hülsenfrüchte
Naturreis
Kartoffeln

Tagesbedarf laut DGE:
Männer 1,3, Frauen 1,1, Schwangere 1,5 mg.
Empfohlene Tagesdosis*:
Männer 6 mg, Frauen 4,4 mg.

3. Vitamin B2

Die besten Quellen
Mageres Rindfleisch
Bierhefe
Seelachs
Grünkohl
Spinat
Milch
Käse
Geflügel
Vollkornbrot
Magerer Quark

Tagesbedarf laut DGE:
Männer 1,7 mg, Frauen 1,5 mg, Schwangere 1,8 mg.
Empfohlene Tagesdosis*:
Männer 6,8 mg, Frauen 5 mg.

Vitamin B2 (Riboflavin) gilt als Motor des Stoffwechsels. Es ist für den Zellstoffwechsel der Kohlenhydrate, Fette und Eiweißstoffe zuständig und spielt eine Rolle beim Auf- und Abbau der roten Blutkörperchen. Riboflavin sorgt für die Energiegewinnung der Zellen und das Wachstum, besonders während der Schwangerschaft. Der Bedarf werdender Mütter steigt deshalb deutlich an.

Weil Vitamin B2 als wasserlösliche Substanz nur begrenzt speicherfähig ist (zwei bis sechs Wochen), müssen wir für eine tägliche Zufuhr sorgen. Junge Frauen und SeniorInnen sind eher als andere Bevölkerungsgruppen von einem Defizit betroffen.

Hinweis: Der Tagesbedarf erhöht sich bei fetthaltiger Nahrung, aber auch bei Tabak- und Alkoholmißbrauch.

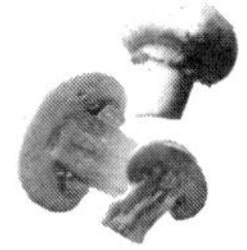

4. Niacin

Mit viel Wasser spülen
Generell gilt: Wer Vitamine als Kapseln, Pillen oder Pulver schluckt, sollte dazu sehr viel trinken. Dann haben es nicht nur die Nieren leichter, auch die Magenschleimhaut wird geschützt, da sich die Wirkstoffe rasch verteilen.

Niacin (früher Vitamin B3), auch Nicotinsäureamid genannt (hat mit der Wirkung von Nikotin aber nichts gemein!), spielt bei der Bildung bestimmter Hormone und Botenstoffe des Körpers eine Rolle. Es ist wichtig für die Entwicklung des Babys im Mutterleib, denn es wirkt bei energieliefernden Prozessen mit. Außerdem wirkt es gefäßerweiternd und regt die Durchblutung an. Das fördert den Abbau von Stoffwechselprodukten in den Zellen, den sogenannten Schlacken. Deshalb mischen Kosmetikhersteller den Stoff auch gern in Produkte gegen Cellulite.

Der Organismus kann dieses Vitamin aus der Aminosäure Tryptophan selber herstellen. Voraussetzung dafür ist allerdings eine gute Versorgung mit allen anderen Vitaminen der B-Gruppe – und ein ausreichendes Angebot an der Aminosäure Tryptophan. Für ein einziges Gramm Niacin braucht der Körper 60 Gramm dieses Eiweißbausteins.

Zu Mangelerscheinungen kommt es, wenn die Eiweißversorgung schlecht ist – was hierzulande selten ist. Die Karriere des Vitamins begann mit der Entdeckung der Mangelseuche Pellagra, die mit starken Haut- und Schleimhautveränderungen einhergeht. Deshalb hieß Niacin auch lange Zeit »Vitamin PP« (Pellagra preventing = Pellagra vorbeugend). Diese Krankheit tritt bei Menschen auf, die sich hauptsächlich von Mais ernähren, denn dieses Getreide enthält weder für den Menschen verwertbares Niacin noch Tryptophan.

Hinweis: Während der Schwangerschaft erhöht sich der Bedarf nicht, da der Körper Tryptophan leichter in Niacin umwandeln kann: Mit 18 Gramm (statt mit 60 Gramm!) kommt er dann aus, um ein ganzes Gramm Niacin herzustellen.

Die besten Quellen

- Geflügel
- Milch
- Kaninchen
- Thunfisch
- Makrele
- Sardine
- Bierhefe
- Weizenkleie
- Mageres Fleisch
- Champignons

Tagesbedarf laut DGE:
Männer 18 mg, Frauen 15 mg.
Empfohlene Tagesdosis*:
Männer und Frauen 60 mg.

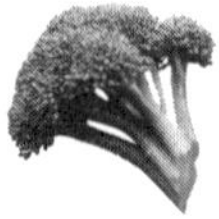

5. Pantothensäure

Pantothensäure (früher Vitamin B5) ist ein natürliches Anti-Streß-Mittel. In Streßsituationen sorgt sie für eine angemessene Produktion von Kortison. Für viele Hirnfunktionen scheint sie unentbehrlich zu sein. Denn gerade im Gehirn kommt sie in besonders hoher Konzentration vor. Außerdem nimmt sie als Bestandteil des Co-Enzyms A eine zentrale Rolle im Kohlenhydrat-, Eiweiß- und Fettsäurenstoffwechsel ein.

Co-Enzym A sorgt auch für eine ständige Erneuerung der Hautoberfläche und wirkt mit bei der Bildung der Steroide, zu denen u.a. die Nebennierenhormone und

Keine Wirkung in Sekunden
Anders als bei den klassischen Medikamenten tritt die Wirkung von Vitaminen und Mineralstoffen nicht sofort ein. Eine Verbesserung des Wohlbefindens ist erst nach Wochen oder Monaten zu spüren, wenn die leer gewordenen Reservoirs wieder aufgefüllt und Mangelzustände behoben sind.

Die besten Quellen

Mungobohnen
Champignons
Brokkoli
Käse
Eier
Huhn
Milch
Bierhefe
Haferflocken
Vollkornbrot

Tagesbedarf laut DGE:
Männer, Frauen, Schwangere 6 mg.
Empfohlene Tagesdosis*:
Männer und Frauen 20 mg.

die Sexualhormone, aber auch Cholesterin und Gallensäure zählen. All das würde ohne Pantothensäure nicht funktionieren.

Die Pantothensäure ist in ihrer gesamten Bedeutung noch längst nicht hinreichend erforscht. Bis heute streiten die Wissenschaftler darüber, ob wir sie selbst mit Hilfe unserer Darmbakterien herstellen können. Noch immer wird sie häufig als bloßes »Haut- und Haarvitamin« verkannt. Sie kurbelt nämlich den Haarwuchs an und sorgt eifrig für die Pigmentbildung. Deshalb waren die Forscher eine Weile der Meinung, mit ihr endlich ein Mittel gegen graue Haare entdeckt zu haben. Sie funktioniert allerdings nur vorbeugend: Wer bereits ergraut ist, bekommt seine alte Farbe nicht wieder zurück – zumindest nicht auf natürlichem Wege.
Die meisten Menschen hierzulande sind ausreichend mit Pantothensäure versorgt. Mangelkandidaten sind allerdings Personen, die regelmäßig Alkohol trinken oder häufig Diäten machen. Der Bedarf ist stark erhöht in der Schwangerschaft sowie bei Streß, Infektionen und Verletzungen.
Hinweis: Bei Hitze geht die Hälfte von Vitamin B5 verloren. Deshalb gilt für Pantothensäure dasselbe wie für die anderen Vertreter der B-Gruppe: immer nur kurz mit möglichst wenig Wasser garen!

Maximale Speicher-Zeit* von Vitaminen im Körper

A	**bis zu zwei Jahre**	**C**	**zwei bis sechs Wochen**
B1	**höchstens zwei Wochen**	**D**	**zwei bis vier Monate**
B2	**zwei bis sechs Wochen**	**E**	**sechs bis zwölf Monate**
B3	**zwei bis vier Monate**	**Folsäure**	**zwei bis vier Monate**
B6	**zwei bis sechs Wochen**	**K**	**zwei bis sechs Wochen**
B12	**bis zu fünf Jahre**		

**Alle Experten empfehlen trotzdem die tägliche Zufuhr an Vitaminen, damit diese ihre Funktion im Stoffwechsel voll erfüllen können.*

Saft oder Pille?

Pillen können eine gesunde Lebensweise unterstützen, aber niemals ersetzen. Pflanzliche Nahrung enthält zusätzlich zu den Vitaminen und Mineralstoffen noch sogenannte Bioaktivstoffe (sekundäre Pflanzenstoffe), denen ebenfalls eine Schutzwirkung zukommt.

Dazu gehören schwefelhaltige Verbindungen (z.B. in Zwiebeln und Meerrettich), Farbstoffe (z.B. in roten und blauen Beeren), Pektine (z.B. in Äpfeln) und viele mehr. Sie wirken sehr wahrscheinlich gegen Bakterien, Viren und Pilze, binden Schwermetalle, beugen Entzündungen und Allergien vor, senken den Blutdruck und schützen vor Krebs.

Vitaminpräparate allein können nicht vor Krankheiten schützen, wie Studien zeigen, die in Finnland und den USA mit über 10000 Rauchern durchgeführt wurden: Davon wurde der Hälfte verstärkt Beta-Carotin als Prophylaxe gegen Lungenkrebs gegeben, andere schluckten ein Placebo. Der Versuch mußte abgebrochen werden, weil in den Beta-Carotin-Gruppen mehr Krebs auftrat als in der Placebo-Gruppe.

Die Erklärung: Mit der Nahrung nimmt der Mensch normalerweise 600 verschiedene Carotinoide auf, die definitiv krebshemmend wirken. Durch die extrem hohen Beta-Carotin-Gaben wurde deren Aufnahme offenbar blockiert.

Vermutlich bietet erst das Zusammenspiel der einzelnen Inhaltsstoffe eine optimale Wirkung, die ein Vitaminpräparat mit separierten Wirkstoffen nicht leisten kann.

Außerdem ist die sogenannte »Bioverfügbarkeit« gesundheitsfördernder Stoffe bei einer Mahlzeit viel besser als bei einem künstlichen Präparat. Der Körper kann sie in der natürlichen Kombination besser aufnehmen und verwerten, als wenn sie z.B. in Form einer Vitaminpille mit einem Schluck Kaffee heruntergespült werden – womöglich noch auf nüchternen Magen.

6. Vitamin B6

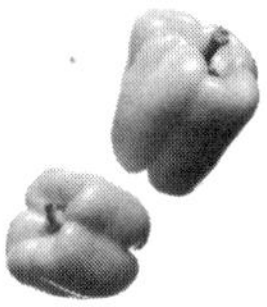

Die besten Quellen

- Weizenkeime
- Vollkornbrot
- Makrelen
- Bierhefe
- Heringe
- Geflügel
- Paprika
- Schnittbohnen
- Mageres Lammfleisch
- Mageres Schweinefleisch

Vitamin B6 (Pyriodoxin) ist die Bezeichnung für drei ähnliche Stoffe, die in der Natur vorkommen – das Pyridoxol, Pyridoxal und Pyridoxinamin. Sie sind für eine normale Funktion des Nervensystems wichtig. Ein Mangel kann zu Angstzuständen, Depressionen, Schlaflosigkeit und PMS führen. Vor allem aber ist Vitamin B6 das »Wachstumsvitamin« schlechthin. Grund: Es ist für die Zellteilung zuständig, ohne die kein Wachstum denkbar wäre. Genaugenommen steuert der Stoff die Zellspezialisierung. Das macht Pyriodoxin neben Folsäure und Vitamin B12 zum wichtigsten Schwangerschaftsvitamin.

Aber auch für die Fruchtbarkeit hat es eine Bedeutung. Die bioaktive Form des Vitamins B6 (Pyridoxalphosphat) ist als Co-Enzym am Aufbau aller körpereigenen Proteine beteiligt. Deshalb kann es bei Vitamin-B6-Mangel zu Störungen der Sexualhormone LH und FSH kommen, denn beide zählen zu den Eiweißhormonen der Hypophyse. Der Stoffwechselexperte David A. Bender vom University College in London hat darüber hinaus entdeckt, daß Vitamin B6 auch für die Herstellung der Steroidhormone von Bedeutung ist, also auch für die Geschlechtshormone Östrogen und Testosteron. Dazu

Kann man sich mit B-Vitaminen vergiften?

Grundsätzlich gilt, daß die wasserlöslichen B-Vitamine ungefährlich sind. Was zu viel ist, wird über den Urin ausgeschieden.
Zwei Ausnahmen gibt es allerdings: Die Vitamine B6 und Folsäure sind im Übermaß nicht ganz harmlos. Ab 600 Milligramm B6 pro Tag (empfohlene Dosierung 6 - 8 Milligramm) kann es zu Taubheitsgefühlen in Händen und Füßen kommen.

Mehr als 15 Milligramm Folsäure (empfohlene Tagesdosis 600 - 900 Mikrogramm = 0,6 - 0,9 mg) bringen Schlaflosigkeit und Depressionen.

braucht Vitamin B6 mehrere potente Partner, nämlich die B-Vitamine Folsäure und Pantothensäure sowie die Mineralstoffe Magnesium und Zink.

Rauchen, Alkoholgenuß und die Einnahme der Anti-Baby-Pille erhöhen den Verbrauch an Vitamin B6, so daß sich nachhaltig ein Mangel einstellen kann.
Hinweis: Die Gefahr einer Überdosierung ist wie bei allen Vitaminen der B-Gruppe relativ gering. Erst bei Mengen ab 500 Milligramm treten erste Nebenwirkungen auf, z.B. Kribbeln in den Zehen.

Tagesbedarf laut DGE:
Männer 1,8, Frauen 1,6, Schwangere 2,6 mg.
Empfohlene Tagesdosis*:
Männer 8 mg, Frauen 6 mg.

Ohne Zellteilung kein Wachstum
Pyriodoxin ist der Stoff, der für die Zellspezialisierung nötig ist. Das macht ihn neben Folsäure und Vitamin B12 zum wichtigsten Schwangerschaftsvitamin.

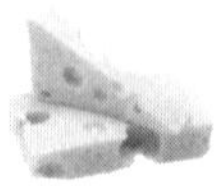

7. Vitamin B12

Vitamin B12 (Cobalamin) ist das jüngste aller bisher entdeckten Vitamine. Dennoch brauchen wir es dringend – für ein intaktes Nervensystem und für ein gesundes Blutbild. Als einziges Vitamin trägt es ein Metallatom, das Kobalt enthält. Kobalt wird von US-Forschern mit Langlebigkeit in Verbindung gebracht. Vitamin B12 arbeitet erst perfekt, wenn ihm außer Folsäure und Pantothensäure das Spurenelement Zink zur Seite steht. Es sorgt dafür, daß die Eisenaufnahme reibungslos funktioniert und Carotine, die Vorstufen des Vitamins A, nach Bedarf in Vitamin A umgewandelt werden.

Vitamin B12 unterstützt die Folsäure bei der Herstellung von DNS (genetischer Code unserer Erbsubstanz) und ist damit für die Zellneubildungs- und -teilungsprozesse beim Heranwachsen des Fötus unbedingt notwendig. Eine ausreichende Versorgung mit dem Vitamin B12 senkt zusammen mit der Folsäure das Risiko von Nervenröhrenschäden, Wolfsrachen und Hasenscharte. Ein Mangel an Folsäure und Vitamin B12 kann zu Geburtsschäden, Störungen der Eierstockfunktion bis hin zur Unfruchtbarkeit führen.

Die besten Quellen
- Mageres Kalbfleisch
- Makrelen
- Heringe
- Austern
- Käse
- Sardinen
- Rotbarsch
- Seelachs
- Magerer Quark
- Mageres Schweinefleisch

Vitamine verhindern Geburtsschäden

Folsäure und Vitamin B12 sind wichtig, um Geburtsschäden, Störungen der Eierstockfunktion oder Unfruchtbarkeit zu bekämpfen.

Einige Studien weisen darauf hin, daß Frauen, die einen relativ niedrigen Vitamin-B12-Pegel im Blut aufweisen, fünfmal so häufig mißgebildete Babys bekommen wie Frauen mit höheren Werten. Interessanterweise liegt die offensichtlich notwendige Versorgung mit Vitamin B12 über den Versorgungsempfehlungen der Gesundheitsbehörden.

Für eine gesunde Schwangerschaft scheint mehr Vitamin B12 notwendig zu sein als bislang angenommen. Vermutlich müssen die bisherigen Erkenntnisse über dieses Vitamin neu überdacht werden. Schon jetzt aber raten Ärzte schwangeren Frauen, auf eine ausreichende Versorgung mit Vitamin B12 genauso zu achten wie auf Folsäure.

Tagesbedarf laut DGE:
Männer und Frauen 3, Schwangere 3,5 mcg.*
Empfohlene Tagesdosis*:
12 mcg.

Hinweis: Vegetarier sollten beachten: Pflanzennahrung enthält B12 nur in Spuren und sollte daher gezielt durch Bierhefe, Algen (Chlorella oder Spirulina), Getreidekeime oder fermentierte Sojaprodukte aufgewertet werden.

Wie häufig kommen Neuralrohrdefekte vor?

Die Anzahl der Babys, die mit Neuralrohrdefekten (z.B. freiliegendem Rückenmark, Lähmungen, Wasserkopf und unterentwickeltem Gehirn) geboren werden, ist in den letzten zwanzig Jahren von 40 pro 10.000 Geburten auf drei pro 10.000 Geburten gesunken. Vielleicht spielt dabei eine bessere Ernährungssituation mit. Der Hauptgrund liegt aber in den besseren Früherkennungsmöglichkeiten. Meist raten die Ärzte bei schweren Mißbildungen frühzeitig zu einem Abbruch. Wenn eine Frau oder ein Mann bereits ein Kind mit Neuralrohrdefekt haben oder aber selbst betroffen sind, verzehnfacht sich das Risiko eines Nervenröhrendefekts. Bei zwei geschädigten Kindern läge es rechnerisch zwanzigmal so hoch.

*1g (Gramm) = 1.000 mg (Milligramm) = 1.000.000 mcg (Mikrogramm)

8. Biotin

Biotin (früher Vitamin H) war lange Zeit nur als reines »Schönheitsvitamin« bekannt. Seine Entdecker nannten es Vitamin H (wie Haut) und ordneten es wegen des »Haut-und-Haar-Faktors« der B-Gruppe zu, weil es in bestimmten Fällen helfen sollte, schweren Haarausfall und Hautentzündungen zu bekämpfen. Wie sich später herausstellte, waren diese spezifischen Krankheitssymptome in den Versuchsreihen aber künstlich ausgelöst worden: Den Versuchstieren waren ungeheure Mengen klaren Eiweißes eingeflößt worden.

Heute weiß man, daß Biotin an allen Körperreaktionen, in denen Fette und Kohlenhydrate verstoffwechselt werden, beteiligt ist. Als Co-Enzym greift es auch in den Eiweißstoffwechsel ein und unterstützt so die Zellteilung. In Spuren kommt es in all unseren Gewebezellen vor. Es ist notwendig für Haare, Haut und Schleimhaut, für gesundes Wachstum und eine perfekt arbeitende Leber.

Biotin kann vom Organismus selbst hergestellt werden, wird aber auch durch die Nahrung aufgenommen. Mangelzustände sind äußerst selten. Sie treten bei Menschen auf, die größere Mengen rohes Eiweiß essen, extreme Diäten machen, größere Mengen Alkohol trinken oder Antibiotika nehmen müssen.
Hinweis: Überdosierungen sind nicht bekannt.

DIE BESTEN QUELLEN
CHAMPIGNONS
VOLLKORNBROT
NATURREIS
LINSEN
BIERHEFE
MILCH
EIER
HAFERFLOCKEN
BLUMENKOHL
VOLLMILCHJOGHURT

Tagesbedarf laut DGE:
Männer und Frauen 30 bis 100 mcg.
Empfohlene Tagesdosis*:
200 mcg.

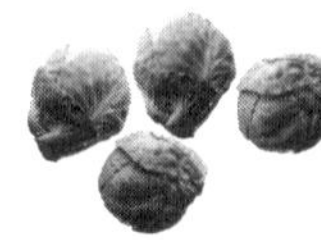

9. Folsäure

Folsäure (früher Vitamin Bc) kennzeichnet eine Stoffgruppe, die seit den 40er Jahren bekannt ist. Die Substanzen sind in Nahrungsmitteln wie grünem Blattgemüse, Hefe und Vollkornprodukten enthalten, doch die wenigsten Menschen decken ihren Bedarf über die natürliche Ernährung.
Das Vitamin der B-Gruppe wirkt hauptsächlich im Gehirn und im Nervensystem. Es ist wichtiger Partner des

Gesunde Kinder dank Folsäure
Verschiedene Studien deuten darauf hin, daß die Folsäure das Risiko von Fehlgeburten und Mißbildungen während der Schwangerschaft halbiert.

Die besten Quellen

Hefe
Spinat
Brokkoli
Endivien
Grünkohl
Rosenkohl
Tomaten
Sojabohnen
Apfelsinen
Weizenvollkornbrot

Tagesbedarf laut DGE:
Männer und Frauen 300 mcg, Schwangere 600 mcg.
Empfohlene Tagesdosis*:
Männer 600, Frauen 900 mcg.

Vitamins B12 bei der Bildung von roten Blutkörperchen und ein entscheidender Stoff für die Zellteilung und den Zellstoffwechsel. Heute weiß man, daß Folsäure die Entwicklung des Rückenmarkkanals begünstigt. Schließt dieser sich beim Embryo nicht richtig, können Lippen-Kiefer-Gaumenspalten, aber auch Neuralrohrdefekte mit freiliegendem Rückenmark, Lähmungen, Wasserkopf und Anenzephalie (unterentwickeltes Gehirn) entstehen.
Frauen können die Gefahr solcher Schäden erheblich reduzieren, indem sie vor der Zeugung und während der ersten drei Schwangerschaftsmonate auf eine hohe Folsäurezufuhr achten. Privatdozent Peter Bung, Universität Bonn: »Nimmt eine Frau Folsäure-Präparate ein, ist das Risiko bis zu drei Vierteln geringer.« Folsäuremangel ist in Industrieländern sehr verbreitet. Deshalb hat in den USA der Council of Responsible Nutrition (Rat für verantwortungsvolle Ernährung) ein Gesetz erlassen, das ab 1998 die Anreicherung von Nahrungsmitteln mit Folsäure vorschreibt.
Hinweis: Eisenmangel und die Anti-Baby-Pille stören die Folsäureverwertung erheblich.

Folsäure – die Karriere eines Fruchtbarkeitsvitamins

Folsäure ist das Vitamin, dessen Bedeutung für die Schwangerschaft am besten erforscht ist. Seit Anfang der 80er Jahre haben Wissenschaftler mehr und mehr Beweise für die Schutzwirkung der Folsäure gesammelt. Aber erst eine Studie an 1817 englischen Patientinnen am St. Bartholomew's Hospital in London hat den Fall entschieden. Frauen, die zuvor schon ein Baby mit Nervenröhrenschäden zur Welt gebracht hatten, und nun täglich 4 mg Folsäure einnahmen, verringerten das Risiko eines weiteren behinderten Babys um 72 Prozent!
Folsäure ist für die Zellteilung, insbesondere aber für die Differenzierungs- und Wachstumsprozesse von großer Bedeutung. »Schon früh in der Schwangerschaft ergibt sich eine Bedarfserhöhung um 100%«,

so der Bonner Gynäkologe Peter Bung. Er empfiehlt Frauen, die schwanger werden möchten, die vorsorgliche Einnahme eines Folsäure-Präparats. Der Grund: Das Neuralrohr wird bereits am 23. Tag der Schwangerschaft geschlossen, d.h. zu einem Zeitpunkt, zu dem viele Frauen noch nicht wissen, daß sie schwanger sind. Besonders betroffen, so Bung, sind junge Frauen, deren Folatspeicher nach der Pubertät nur unzureichend aufgefüllt ist, Frauen mit schnell aufeinander folgenden Schwangerschaften und mit Mehrlingen.

Bung stellte fest, daß Frauen mit ungestörter Frühschwangerschaft einen eklatant höheren Folsäurespiegel im Blut haben als Frauen mit Aborten. Bei 167 Frauen mit Fehlgeburten und 116 Frauen mit komplikationsloser Schwangerschaft bestimmte er die Folsäurespiegel: Nur bei 6,3 Prozent der Frauen mit normalem Verlauf der Schwangerschaft diagnostizierte er einen Folsäuremangel, dagegen bei 18,9 Prozent der Frauen, die eine Fehlgeburt erlitten hatten. Von den Frauen mit mehrmaligen Fehlgeburten hatten sogar 30,4% zuwenig Folsäure im Blut.

Karl Pflugbeil, Chefarzt am Schwarzwald-Sanatorium in Baiersbronn-Obertal, einer Privatklinik für Innere Medizin und Naturheilverfahren, hat beobachtet, daß Mangel an Folsäure und Vitamin B12 zu Störungen der Funktion der Eierstöcke bis hin zur Unfruchtbarkeit führen kann.

Der Spezialist für Nährstoffe führt den Folsäuremangel vieler Frauen, der meistens mit einem Mangel an Vitamin B12 einhergeht, unter anderem auf die Anti-Baby-Pille zurück: »Ihre Östrogenhormone hemmen die Aufnahme von Folsäure im Dünndarm, vermindern ihre Verwertung und beschleunigen ihren Abbau. Bis zu 40 Prozent der Frauen, die die Pille nehmen«, so Pflugbeil, »haben zuwenig Folsäure im Blut.«

Dieser wenig bekannte Zusammenhang könnte die Ursache dafür sein, daß manche Frauen nach Absetzen der Pille sehr lange auf ihr Wunschkind warten müssen.

Noch wissen die Forscher zuwenig über die Wirkungsweisen der Folsäure. Aber es tut sich etwas. Derzeit laufen Studien mit infertilen Frauen, bei denen bisher keine Ursache für die Unfruchtbarkeit gefunden werden konnte.

10. Vitamin C

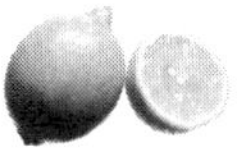

Die besten Quellen

Acerola-Kirschen
Hagebutten
Rote Paprika
Sanddorn
Kartoffeln
Kiwis
Erdbeeren
Zitrusfrüchte
Alle Kohlsorten
Schwarze Johannisbeeren

Vitamin C hat in seinen Wirkungen sämtliche alten Lehrbücher übertroffen, die in ihm eigentlich nur eine Substanz gegen die Mangelkrankheit Skorbut sahen. Diverse Forschungsarbeiten haben in den letzten Jahren das Wissen darüber verändert und erweitert. Das beginnt bereits beim täglichen Bedarf, also mit der Angabe, wieviel Vitamin C der Organismus benötigt, um alle Aufgaben zu erfüllen.

Vitamin C ist vor allem ein wichtiges Oxidans, das heißt, es fängt stark oxidierende Substanzen ab, wobei es selbst zersetzt wird, jedoch Schäden von Zellen und Geweben abwendet. Diese Aufgabe teilt es sich mit Beta-Carotin und Vitamin E. Das läßt sich aus einem Versuch amerikanischer Biochemiker schließen. Sie filterten aus einer Blutprobe dieses Vitamin ganz heraus, beließen nur Vitamin E. Sobald Vitamin C fehlte, stürzten sich Freie Radikale auf Erbmaterial, Eiweißstoffe, Blutfette und richteten nachweisbar Schäden an; das endete schlagartig, als der Blutprobe wieder Vitamin C zugeführt wurde.

Tagesbedarf laut DGE:
75 mg. Diesen Wert halten die meisten Nährstoffmediziner für überholt. Er stammt noch aus der Zeit, als das Vitamin vorrangig zur Verhütung von Skorbut eingesetzt wurde.
Empfohlene Tagesdosis*:
Männer 400 mg, Frauen 300 mg. Einige Wissenschaftler gehen sogar von einer vielfachen Menge aus. Denn die Funktionen des Vitamin C sind weit vielfältiger, als vor Jahrzehnten bekannt.

Vitamin C spielt bei der Produktion der Sexualhormone eine Rolle. Rauchen, Infektionen und Umweltverschmutzung erhöhen den Bedarf. Im Gegensatz zu den meisten Tieren haben Menschen die Fähigkeit verloren, Vitamin C in ihrem Organismus selbst herzustellen. Wir nehmen es ausschließlich durch die Nahrung auf. Da es sich als wasserlösliches Vitamin nicht speichern läßt, müssen wir es täglich zu uns nehmen.

Hinweis: Obwohl Megadosen von Vitamin C Durchfall verursachen können, ist es ungefährlich. Es wird ganz schnell wieder ausgeschieden. Die einzige Ausnahme betrifft Menschen mit gestörten Nierenfunktionen. Oxal als ein Stoffwechselprodukt vom Vitamin C könnte bei ihnen Nierensteine bilden.

WIE VITAMIN C DIE FRUCHTBARKEIT AUFMÖBELT

• Vitamin C senkt das Fehlgeburtsrisiko

Der verstorbene zweifache Nobelpreisträger und »Vitaminpapst« Linus Pauling berichtet in seinem Buch »Das Vitamin-Programm«: »Reichliche Dosen Vitamin C wirken sich außerordentlich günstig bei der vorbeugenden Behandlung drohender spontaner oder habitueller Aborte aus.« In einer Studie mit 79 schwangeren Frauen, die bereits eine oder mehrere Fehlgeburten durchgemacht hatten, hat das Forscherteam Javert und Stander bei 33 Patientinnen mit dieser Behandlung einen 91prozentigen Erfolg gehabt. Sie bekamen Vitamin C zusammen mit Bioflavonoiden und Vitamin K. Dagegen kam es bei allen 46 Patientinnen, die keine Vitamine nahmen, zu einer Fehlgeburt.

Vitamin C schützt unser Erbgut

Vitamin C ist ein wahrer Alleskönner. Es verbessert bei Männern die Samenqualität und senkt bei Frauen das Fehlgeburtsrisiko. Offensichtlich schützt es die Keimzellen vor dem Angriff durch Freie Radikale.

• Vitamin C schützt vor Erbschäden durch Freie Radikale

Offensichtlich schützt Vitamin C die Samen vor Erbgutschäden durch Freie Radikale. Männer, die an Vitaminmangel leiden, haben ein größeres Risiko, schadhafte Spermien zu übertragen. Zu diesem Ergebnis kam

DER VITAMIN-C-GEHALT UNSERER NAHRUNG LÄSST NACH

Untersuchungen an der Kartoffelsorte Bona zeigten, daß der Vitamin-C-Gehalt mit zunehmender Düngung und steigendem Pro-Hektar-Ertrag deutlich sinkt. Ähnliche Ergebnisse ermittelten amerikanische Wissenschaftler vom Agricultural Research Service in Beltsville bezüglich des Vitamin-C-Gehalts von Mangold, Kohl und grünen Bohnen.

Es war einmal ein vitaminreicher Blumenkohl

Blumenkohl vom Markt enthält zwischen 57 und 124 mg Vitamin C pro 100 g. Frischer Blumenkohl mit 120 mg enthält nach einer Woche Kühlschranklagerung nur noch 10 - 15 mg Vitamin C.

Nichts geht über Gemüse und Obst

Obst und Gemüse sind Vitamin-C-Präparaten immer vorzuziehen. Sie enthalten nämlich zellschützende Substanzen, die die Arbeit des Vitamins C unterstützen. So etwa das Antioxidans Glutathion, das in grünem Blattgemüse, Spargel und Avocados in großer Menge vorkommt. Oder die Flavonoide – das sind die Farbpigmente, die bunten Gemüsen, Gewürzen und Obst (insbesondere Zitrusfrüchten und Beeren) ihre Farbe geben. Sie verstärken ebenfalls die Wirkung von Vitamin C .

Bruce Ames von der University of California in Berkeley. Er analysierte das Sperma von 24 Männern. 15 hatten einen unterdurchschnittlichen Vitamin-C-Gehalt im Blut. Acht von ihnen wiesen ein hohes Maß an genetischen Brüchen im Sperma auf.
Ames geht davon aus, daß Samenzellen von Freien Radikalen des Sauerstoffs ständig geschädigt werden. Vitamin C verhindert als »Radikalfänger« derartige Schäden. Wenn aber nicht genügend Vitamin C im Körper vorhanden ist, können genetische Schädigungen des Nachwuchses eintreten.

Bei einem anderen Forschungsprojekt der University of California kam heraus, daß sich bei abnehmender Vitamin-C-Zufuhr von 250 auf 5 mg die Zahl der geschädigten DNS-Stoffwechselprodukte verdoppelte – wahrscheinlich durch Reaktion mit Sauerstoffradikalen. Nach erneuter Steigerung der Vitamin-C-Zufuhr normalisierte sich das Stoffwechselgeschehen wieder. Raucher müssen sich besonders um eine ausreichende Vitamin-C-Zufuhr kümmern, da Rauchen die Konzentration dieses Vitamins in den Zellen senkt.

• Vitamin C hilt »schlechtem Sperma« auf die Sprünge

Die amerikanische Medizinjournalistin Jean Carper beschreibt in ihrem Buch »Wundermedizin Nahrung«, wie sich Vitamin C auf müdes, schlappes, klumpiges Sperma auswirkt. Schon wenn bei Männern die »Sperma-Agglutinationsmeßwerte« (die Rate klumpigen Samens) über 25 Prozent liegen, können sie keine Babys zeugen. Häufig ist diese sogenannte Agglutination (Verklumpung) durch oxidative Schäden herbeigeführt.

Bei einer Studie der University of Texas Medical Branch wurde Männern mit »unfruchtbarem« Samen 60 Tage lang eine Dosis von 1.000 mg Vitamin C verabreicht. Resultat: Die Spermienkonzentration erhöhte sich um 60 Prozent, sie waren um 30 Prozent beweglicher, und der Anteil der geschädigten Spermien sank. Hinzu kommt: Alle Männer hatten nach zwei Monaten ihre Frauen geschwängert. In der Kontrollgruppe, die kein Vitamin C bekam, schaffte das kein einziger.

Orangen machen zeugungsfähig

Die Wissenschaftler erklärten sich das Phänomen damit, daß gesunde Spermien durch eine Substanz namens Sperma-Agglutinin geschützt werden. Wie ein Häutchen umhüllt sie jede einzelne Samenzelle. Wenn Sperma-Agglutinin aber von Freien Radikalen, z. B. durch Umweltverschmutzung oder Zigarettenrauch, angegriffen ist, kann es sich nicht mehr an die Spermatozoen heften. Folglich klumpen sie zusammen, was ihre Beweglichkeit stark einschränkt. Eine ausreichende Vitamin-C-Zufuhr kann diesen Prozeß verhindern.

Roh oder gekocht?
Rohe Gemüse und Obst enthalten mehr Vitamin C, Vitamin B1, B2, Folsäure und Beta-Carotin als gekochte. B-Vitamine sind ähnlich wie Vitamin C durch Kochen gefährdet: Die Verluste liegen bei 50 bis 80 Prozent, beim Beta-Carotin bei maximal 30 Prozent.

• Vitamin C – ein Jungbrunnen für ältere Männer

Je älter der Mann, um so höher ist der nachgewiesene Anteil klumpigen Spermas. Wie der texanische Versuch (siehe oben) zeigt, läßt sich diese Veränderung durch Vitamin C rückgängig machen. Welche Dosis aber ist für eine »Verjüngungskur« notwendig? Das Ärzteteam der University of Texas versuchte es in der einen Versuchsgruppe mit 200 mg. Die Kontrollgruppe schluckte 1000 mg. Nach ein paar Wochen wirkte die niedrigere Dosis ebenso wie die höhere. Die Ärzte folgerten, daß beide Dosierungen wirksam sind, die höhere Dosis aber dreimal so schnell wirkt.

Vitamin C gegen Verstopfung
Der Nobelpreisträger Linus Pauling, der sich bis zu seinem späten Tod (er wurde knapp 90) als »Vitaminpapst« einen Namen machte, schluckte täglich Vitamin C in Megadosen von 18 Gramm. Kollegen, die die Ehre hatten, ihn persönlich kennenzulernen, spekulieren, daß der alte Herr damit auch seine Verdauung regulierte. Vitamin C in großen Mengen wirkt abführend.

Es ist anzunehmen, daß Männer, die in hohem Maße giftigen Stoffen ausgesetzt waren, größere Mengen benötigen als Männer, die chemisch weniger belastet sind. Ältere

Männer, bei denen sich mit den Jahren die Gifte im Hodengewebe angesammelt haben, brauchen eine höhere Anfangsdosis, um ihren Körper zu entgiften. Die texanischen Ärzte schätzen, daß 16 Prozent aller Männer über 25 an Sperma-Agglutination (Verklumpung des Spermas) leiden, die mit einem Mangel an Vitamin C und verminderter Fruchtbarkeit einhergeht.
Achtung: Die Fruchtbarkeit läßt sich nur dann durch Vitamin C wiederherstellen, wenn keine spezifischen medizinischen Ursachen vorliegen. Diese sollten von einem Arzt ausgeschlossen werden.

11. Vitamin D

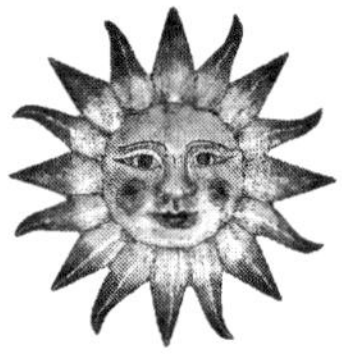

Über unsere Vitamin-D-Versorgung müssen wir uns bei gesunder Lebensweise keine Sorgen machen. Vitamin D, auch Cholecalciferol genannt, ist die Substanz, die unsere Knochen hart macht. Unsere Haut stellt sie normalerweise selbst her – vorausgesetzt, wir geben ihr durch Spaziergänge bei Tageslicht die Gelegenheit dazu. Hier gilt: je mehr, desto besser. Überdosierung ist nicht möglich, weil der Körper nur so viel produziert, wie er braucht.

Ein Platz an der Sonne

Wenn wir allerdings zuwenig Sonnenlicht bekommen, kann es zu Entmineralisierungserscheinungen kommen. Unsere Knochen und Zähne werden morsch und brüchig. Im Extremfall droht Rachitis, die klassische Vitamin-D-Mangel-Krankheit. Aber auch die Muskeln brauchen Vitamin D. Denn das »Sonnenvitamin« beeinflußt den Energiestoffwechsel und kann – bei Bedarf – Phosphat in unsere Muskeln einbauen. Was wir zur Vitamin-D-Herstellung brauchen, ist Cholesterin, das in relativ vielen Lebensmitteln enthalten ist (in Eiern, Käse, Milch, Butter). Und in den Wintermonaten läßt sich mit Lebertran und Seefisch (voller Vitamin D) zur Not nachhelfen. Aber Vorsicht vor Überdosierungen: Schon ab der dreifachen Menge Vitamin D wird es kritisch. Mehr als 25 mcg sollten es nicht sein. Ab 1,2 mg beginnt die Vergiftung: Übelkeit, Erbrechen, Darmstörungen, in schweren Fällen Nierenschäden.

Hinweis: Eine Vitamin-D-Variante, das sogenannte »Soltriol« (auch Sonnenhormon genannt), hat darüber hinaus über Hypophyse und Hypothalamus direkten fruchtbarkeitsfördernden Einfluß.

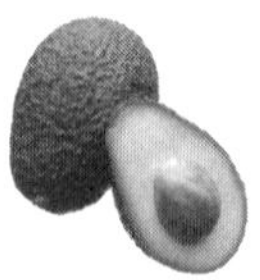

12. Vitamin E

Vitamin E (Tokopherol). Das Anfang der 70er Jahre als »Fruchtbarkeits- und Sexualvitamin« hochgejubelte Vitamin hat heute vor allem einen Ruf als hochwirksamer Radikalfänger. Es bewahrt die essentiellen Fettsäuren im Körper vor Oxidation, wirkt als Schutzstoff bei unzähligen biochemischen Vorgängen in Zellen und Zellwänden und bewahrt sie vor Zerstörung.

Die Hoffnung, Vitamin E steigere beim Mann die Potenz, entpuppte sich leider als reiner Aberglaube. Sie war das Ergebnis falsch interpretierter Tierversuche. Immerhin gilt es aber als wahrscheinlich, daß Vitamin E das Hormonsystem des Menschen gezielt beeinflußt. Es regt die Hirnanhangdrüse (Hypophyse) dazu an, Hormone als Botenstoffe an die Keimdrüsen (Eierstöcke/Hoden) zu senden, damit diese mehr Sexualhormone produzieren. Bei krassem Mangel hingegen werden die männlichen Geschlechtsorgane bis zum Verlust der Zeugungskraft geschädigt.

Darüber hinaus weiß man heute, daß Vitamin E zusammen mit Vitamin C gegen die Verklumpung der Spermien wirkt und ihre Beweglichkeit steigert. Daß Biochemiker Vitamin E »Tokopherol« nennen (auf griechisch heißt Geburt »tokos« und tragen »pherein«), erscheint nach

DIE BESTEN QUELLEN

WEIZENKEIMÖL
GRÜNKOHL
AVOCADOS
FENCHEL
EIER
PAPRIKA
BUTTER
MANDELN
SCHWARZWURZELN
SONNENBLUMENKERNE

Vitamin E braucht C

Bei künstlichen Vitaminpräparaten sollte das Verhältnis von Vitamin E zu C wie in der natürlichen Nahrung etwa 1:5 bis 1:7 betragen.

Kann man sich mit Vitamin E vergiften?
Vitamin E ist das ungefährlichste fettlösliche Vitamin. Es wird vorbeugend gegen Rheuma sowie Herz- und Kreislaufkrankheiten eingesetzt. Dabei bekommen die Patienten langfristig tägliche Dosen von 1000 mg und mehr. Ohne Nebenwirkungen. Folgen von extremen Überdosierungen sind Sehstörungen, Kopfschmerzen, Müdigkeit und Muskelschwäche.

Tagesbedarf laut DGE:
Männer und Frauen 12 mg, Schwangere 14 mg.
Empfohlene Tagesdosis*:
72 mg.

dem heutigen Stand der Wissenschaft durchaus berechtigt: Im Tierversuch zeigte sich, daß Weibchen bei Vitamin-E-Mangel ihre Nachkommen nicht austragen konnten. Tokopherol ist ein wichtiges Schwangerschaftsvitamin. Der Bedarf steigt nach der Empfängnis stark an. Erhebliche Unterversorgung kann den Fötus schwächen und dazu führen, daß sich Herz, Gehirn, Lunge und Nieren unzureichend entwickeln.
Vitamin E hat einen positiven Einfluß auf die Funktion der Keimdrüsen und wird deshalb bei Fruchtbarkeitsstörungen empfohlen.

Hinweis: Negativ beeinflußt wird die Wirkung des Vitamins durch die Pille. Auch bei fettarmer Ernährung kann es leicht zu einem Vitamin-E-Mangel kommen. Achten Sie deshalb gezielt auf Öle und Nahrungsmittel mit besonders hohem Vitamin-E-Gehalt.

Was bedeutet die Angabe »I.E.« bei Vitaminen?

Teilweise werden bei Vitaminen neben den vertrauten Mengenangaben in Milli- oder Mikrogramm (mg oder mcg) die »I.E.« (Internationale Einheiten) angegeben. Dabei handelt es sich um ein Maß für die biologische Wirksamkeit. So entspricht z.B. ein I.E. Vitamin A = 0,3 mcg und 1 I.E. Vitamin D = 0,025 mcg. Beim Vitamin E (Tokopherol) wird es schwieriger. Die biologische Wirksamkeit des Tokopherols hängt nämlich von der Herkunft ab. Bei pflanzlichen Ölen ist sie anders als bei synthetischen. Im allgemeinen kann man die folgende Faustformel ansetzen:
1 I.E. Vitamin E = 0,8 mg.

13. Vitamin K

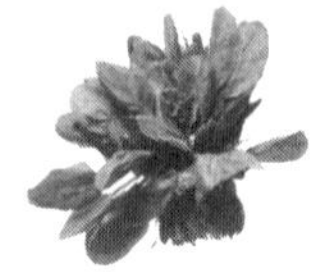

Vitamin K (Phyllochinon) hat vor allem in der Kindermedizin eine Bedeutung. Die erste Spritze, die ein Neugeborenes hierzulande verpaßt bekommt, enthält Vitamin K, das »Blutgerinnungsvitamin«. Man kann es als »Auslaufschutz« des menschlichen Körpers verstehen. Ohne Vitamin K würde uns schon ein Kratzer verbluten lassen. Hinter der Bezeichnung Vitamin K verbirgt sich eine Gruppe von Stoffen mit ähnlichen Eigenschaften. Allesamt sind sie am Eiweißstoffwechsel beteiligt und in dieser Eigenschaft verantwortlich für die Bildung von Blutgerinnungsfaktoren in der Leber. Sie sorgen dafür, daß Wunden sich schließen, überwachen aber gleichzeitig die optimale Fließeigenschaft des Blutes.

Schwangere und stillende Mütter erhalten oft vorbeugend diesen Blutgerinnungsfaktor. Diese Maßnahme ist gerechtfertigt, denn anders als die anderen fettlöslichen Vitamine läßt sich Vitamin K nur sehr schlecht vom Körper speichern. Schon wenige Tage nach einer Vitamin-K-armen Ernährung ist die Blutgerinnungszeit deutlich verlängert.
Die britische Ärztin Sarah Brewer berichtet, daß infolge eines mangelhaften Vitamin-K-Transfers durch die Plazenta 1,7 Prozent aller Neugeborenen Hirnblutungen während ihrer ersten Lebenswoche erleiden. Erwachsene können den »Auslauffaktor« selbst durch ihre Dickdarmbakterien herstellen. Neugeborene dagegen sind auf die Aufnahme durch die Nahrung angewiesen.

Hinweis: Vitamin K ist als Vitaminpräparat in höherer Dosis giftig. Der Bedarf läßt sich leicht durch natürliche Nahrungsmittel decken.

Die besten Quellen
Rosenkohl
Kohlrabi
Mangold
Feldsalat
Lauch
Spinat
Tomaten
Hühnerbrust
Hülsenfrüchte
Vollkornbrot

Tagesbedarf laut DGE:
Männer 8 mg, Frauen 6,5 mg.
Empfohlene Tagesdosis**:
10 mg.

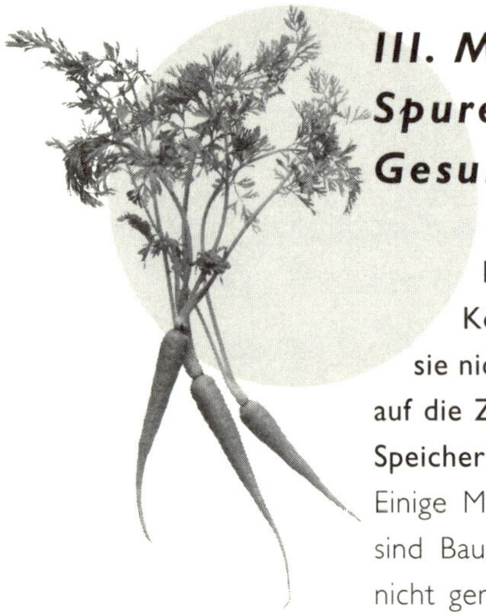

III. Mineralstoffe und Spurenelemente für Gesundheit und Fruchtbarkeit

Mineralstoffe und Spurenelemente kommen im Körper in jeder einzelnen Zelle vor. Wir können sie nicht selbst herstellen, sondern sind vollkommen auf die Zufuhr durch unsere Nahrung angewiesen. Die Speicher müssen immer wieder nachgefüllt werden.

Einige Mineralstoffe stecken in großen Mengen in uns, sind Baustoffe für unser Körpergerüst. Aber wenn wir nicht genug davon zu uns nehmen, zehren wir von der Substanz. Sie sind wichtig für das Wachstum, für die Entwicklung von Knochen und Zähnen und kontrollieren unsere Körperflüssigkeiten.

Von anderen Stoffen dieser Gruppe benötigt der Mensch weniger als 100 mg am Tag und trägt auch nur winzig kleine Mengen davon in sich: Die Wissenschaftler nennen diese Untergruppe Spurenelemente. Sie haben meist die Rolle von Impulsgebern für die Enzyme und für die Hormone.

Vitamin C gegen Eisenmangel

Eisenmangel läßt sich leicht und ungefährlich ohne Eisenpräparate ausgleichen. Und selbst ein erhöhter Tagesbedarf, z. B. bei Schwangeren (30 mg pro Tag), läßt sich durch die übliche Mischkost decken.

So funktioniert es: einfach zu jeder Mahlzeit etwa eine Messerspitze voll Ascorbinsäure in Wasser gelöst einnehmen (gibt's in jeder Apotheke). Vitamin C hilft dem Organismus, mehr Eisen aus den Nahrungsmitteln zu verwerten, und der Mangel ist in wenigen Wochen ausgeglichen.

Entscheidend ist bei den Mineralstoffen nicht die Menge, in der sie aufgenommen werden, sondern ihr Verhältnis zueinander, ihr Verhältnis zu den Vitaminen und Co-Enzymen und zu den übrigen Nährstoffen. Sie stellen einen sensiblen Bereich in unserer Ernährung dar, denn der Körper nimmt die meisten von ihnen längst nicht so gut mit der Nahrung auf wie Vitamine (Ausnahmen sind Kalium, Natrium, Phosphor und Chlor).

Die Versorgung mit Eisen und Magnesium, speziell bei Frauen, ist häufig mangelhaft. Auch Kupfer, Selen, Zink und Mangan sind ausgesprochene Mangelelemente. Frauen, die schwanger werden wollen, sollten deshalb ihre

Ernährung optimieren, viel Mineralwasser trinken oder notfalls fein abgestimmte Mineralstoffpräparate einnehmen.

1. Chrom

Chrom ist für einen ausgewogenen Blutzuckerspiegel von Bedeutung. Zusammen mit Niacin (Vitamin B3) und drei Aminosäuren bildet es den sogenannten Glukosetoleranzfaktor (GTF). Im Team mit Insulin sorgt dieser Faktor dafür, daß genügend Glukose aus dem Blut ins Innere der Zellen gelangt und dadurch der Blutzucker wieder auf das gesunde Maß zurückgeht.

Fehlt Chrom und damit der Glukosetoleranzfaktor, steigt der Blutzucker. Je mehr Zucker man zu sich nimmt, um so stärker sinkt der Chromspiegel: Ein sich selbst verstärkender Teufelskreis setzt ein. Ist der Chrommangel zu groß, kann dasselbe passieren wie bei einem Mangel an Insulin: Der betroffene Mensch erkrankt an Diabetes mellitus.

Bis heute weiß man nicht, wie hoch die optimale Chromversorgung ist. Neuere Untersuchungen ergaben jedoch, daß zusätzliche Chromgaben von mindestens 200 Mikrogramm pro Tag zu empfehlen sind. Fakt ist , daß sich dieses Spurenelement in unseren Breiten außerordentlich rar macht. Laut Sarah Brewer beträgt die Verwertungsrate von Chrom aus unserer Nahrung gerade zwei Prozent! Kein Wunder, daß die meisten Menschen unterversorgt sind. Das gilt besonders für schwangere Frauen, da der Fötus sehr viel GTF braucht. Vermutlich spielt Chrommangel eine Rolle bei der Entstehung von Schwangerschaftsdiabetes.

Interessanterweise ist der Chromspiegel bei Neugeborenen relativ hoch. Es sieht so aus, als nehme sich der Fötus, was er braucht – auf Kosten der Mutter. Später

Die besten Quellen

Mageres Fleisch
Weizenkeime
Hartkäse
Rote Rüben
Karotten
Bierhefe
Thymian
Hülsenfrüchte
Schwarzer Pfeffer
Weizenvollkornbrot

Sensibles Gleichgewicht

Entscheidend ist bei den Mineralstoffen nicht die Menge, in der sie aufgenommen werden, sondern ihr Verhältnis zueinander, ihr Verhältnis zu den Vitaminen und Co-Enzymen und zu den übrigen Nährstoffen.

Tagesbedarf laut DGE:
Männer und Frauen 50-200 mcg
Empfohlene Tagesdosis:**
Männer und Frauen: 200 mcg, Schwangere 300 mcg.

sinkt der Chromspiegel kontinuierlich mit dem Lebensalter – ein Zeichen, daß wir den Stoff äußerst mangelhaft aufnehmen.

Hinweis: Eine Ernährung mit viel Weißzucker, raffiniertem Weißmehl und süßen Getränken verstärkt den Chrommangel in doppelter Weise: Erstens erhöht sie den Chromverbrauch; zweitens liefert sie keinen Chrom.

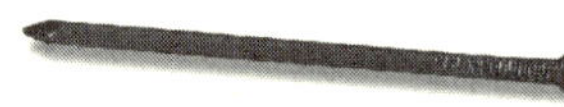

2. Eisen

DIE BESTEN QUELLEN
- MAGERES FLEISCH
- BLUTWURST
- EIER
- NÜSSE
- VOLLKORN
- SCHALENTIERE
- HAFERFLOCKEN
- HÜLSENFRÜCHTE
- TROCKENOBST
- GRÜNES GEMÜSE

Eisen ist nach Berichten der Weltgesundheitsorganisation WHO das Mangelelement schlechthin auf der Welt. An Eisenmangel leiden 13 Prozent der Frauen zwischen 20 und 50 Jahren, 40 - 60 Prozent der Senioren, 30 Prozent der Jugendlichen und 60 Prozent der Schwangeren! Monat für Monat verlieren Frauen durch die Periodenblutung Eisen. Dieser Verlust steigert sich in der Schwangerschaft durch das mütterliche Gewebewachstum und den Bedarf des wachsenden Fötus.

Die Folgen des Eisenmangels sind u. a.: Eisenmangelnämie, verminderte körperliche Belastungsfähigkeit, geschwächte Infektionsabwehr und eingeschränkte Nervenfunktionen. Darüber hinaus führt Eisenmangel vermehrt zu einer Einlagerung von Kadmium. Dieses Umweltgift gelangt durch Zigarettenrauch und aus Nahrungsmitteln in den Körper. Im menschlichen Organismus sind etwa vier bis fünf Gramm Eisen vorhanden, davon befinden sich rund 2,5 g im Hämoglobin, dem roten Blutfarbstoff der roten Blutkörperchen.

Schwarzer Tee raubt Eisen und Zink
Schwarzer Tee beeinträchtigt die Aufnahme von Eisen und Zink, vor allem wenn er beim Essen getrunken wird.

Hämoglobin ist für den Sauerstofftransport im Organismus verantwortlich. Mit seiner Hilfe nehmen die roten Blutkörperchen in der Lunge den eingeatmeten Sauerstoff auf und transportieren ihn zu den Zellen der Gewebe und Organe. Ganz ohne Eisen müßte der

Tagesbedarf laut DGE:
Männer und Frauen 12 mg, Schwangere 14 mg.
Empfohlene Tagesdosis:**
14 mg, Schwangere 30 mg.

Mensch quasi ersticken. Ein Mangel an diesem Element bedingt einen Mangel an Hämoglobin, infolgedessen eine Unterversorgung mit Sauerstoff. Eisen ist außerdem Bestandteil verschiedener Enzyme, die bei lebenswichtigen Funktionen mitwirken.

Hinweis: Eisen aus Tierprodukten wird besser vom Körper aufgenommen als pflanzliches Eisen. Eisenpräparate sollten nicht ohne ärztliche Kontrolle eingenommen werden. Denn ein Zuviel an Eisen hemmt die Aufnahme von Zink. Ein Überfluß ist ebenso schädlich wie ein Mangel: Er erhöht die Angriffskraft von Bakterien und schwächt zugleich die Abwehrkräfte des Immunsystems.

Der Trick mit dem Nagel

Die Volksmedizin weiß einen wunderbaren Rat gegen Eisenmangel: Man nehme einen großen Apfel, spicke ihn mit sechs bis acht langen Eisennägeln, lasse diese 24 Stunden stecken und verzehre ihn dann. Amerikanische Mediziner haben dieses Hausmittel geprüft und für gut befunden. Die Nägel setzen so viel Eisen frei, daß allein durch Verzehr des präparierten Apfels der Bedarf an dem Spurenelement gedeckt ist – vorausgesetzt, die Nägel sind nicht rostgeschützt und nicht galvanisiert.

3. Jod

Jod ist ein Grundbaustein für zwei Hormone der Schilddrüse, vor allem Thyroxin. Wenn Jod fehlt, kommt es zur sogenannten Unterfunktion der Schilddrüse. Das kann zu einem Östrogen- und Progesteronmangel, zu PMS, aber auch Brustkrebs und Endometriosen führen. In der Schwangerschaft erhöht sich der Jodbedarf. Der Fötus braucht den Schilddrüsenstoff während der ersten drei Monate für die Entwicklung des zentralen Nervensystems. Bei Mangel drohen körperliche und geistige Entwicklungsstörungen bis hin zu Schwachsinn *(siehe Kasten S. 72 »Jodmangel und seine Folgen«)*. Eine rechtzeitige Vorbeugung, möglichst schon vor der Empfängnis, kann das verhindern.

Da auch Selen an der Bildung der Schilddrüsenhormone beteiligt ist, verschlimmern sich die Folgen des Jodmangels, wenn gleichzeitig zuwenig Selen aufgenommen wird. Die Verwendung von jodiertem Speisesalz hat allerdings die dramatisch schlechte Jodversorgung in man-

Die besten Quellen

- Schellfisch
- Seelachs
- Scholle
- Garnelen
- Makrele
- Heilbutt
- Thunfisch
- Feldsalat
- Brathering
- Miesmuscheln

Tagesbedarf laut DGE:
Männer und Frauen 200 mcg, Schwangere 230 mcg.
Empfohlene Tagesdosis:
siehe DGE-Wert

chen Teilen Mitteleuropas wesentlich verbessert. Der Zusatz von Natrium- oder Kaliumjodat ist so berechnet, daß der Verbrauch von 5 Gramm Kochsalz pro Tag (das entspricht dem Normalverbrauch) das tägliche Defizit von 100 Mikrogramm Jod deckt.

Hinweis: Menschen, die salzarm essen, und schwangeren Frauen, die einen erhöhten Bedarf haben, ist die zusätzliche Einnahme von Algentabletten zu empfehlen.

Die Industriestaaten haben das Jodproblem im allgemeinen gut im Griff – mit einer Ausnahme: »Deutschland«, urteilt der Wiesbadener Internist Peter Pfannenstiel, »ist in dieser Hinsicht ein Entwicklungsland.« Das bestätigte eine aufwendige Versuchsreihe des Rostocker Mediziners Rainer Hampel in den Jahren 1993 und 1994. Bei jedem zweiten Getesteten diagnostizierten Hampel und seine Mitarbeiter eine vergrößerte Schilddrüse, einen für medizinische Laien meist unsichtbaren Kropf.

Jodmangel und seine Folgen

Normalerweise nimmt der menschliche Organismus über Trinkwasser und Nahrung genügend natürliches Jod auf. Doch in allen Erdteilen – auch in Europa – gibt es Jodmangelgebiete: Über Jahrmillionen wurden die leicht löslichen Jodverbindungen aus dem Erdreich ausgeschwemmt. Der »Spiegel« berichtete 1996, welche Ausmaße die Unterversorgung haben kann. In Wangjiashan, 800 km südlich von Peking, fallen drei von vier Kindern schon in der Grundschule durch, weil sie im Mutterleib und im Säuglingsalter eine akute Jod-Unterversorgung erlebten. Von den rund 500 Dorfbewohnern sind 270 geistig behindert. Weitere 58 zeigen das Vollbild des sonst äußerst seltenen Kretinismus: Sie sind debil, viele taubstumm, ihre Körper unterentwickelt und verwachsen. Allein der chronische Jodmangel dieser Region soll für das Elend verantwortlich sein.

Der Mangel ist nicht so extrem, daß den Deutschen wegen des fehlenden Spurenelements Verblödung drohte. Doch bei rund 15 Millionen Menschen ist die Schilddrüse krankhaft verändert. Über 90.000 Kröpfe werden jedes Jahr operiert. Jodbedingte Schilddrüsenerkrankungen kosten das deutsche Gesundheitswesen jährlich 2,2 Milliarden Mark.

Dieser Betrag wäre leicht einzusparen. Zwar kaufen viele Haushalte mittlerweile jodiertes Speisesalz, dennoch nehmen die Deutschen zuwenig Jod zu sich: im Schnitt nur 70 Mikrogramm, weniger als die Hälfte der Menge, die Medizinern der WHO als Mindeststandard gilt.
Die USA haben per Gesetz alles Haushaltssalz mit Jod anreichern lassen. Erfolg: Kröpfe sind dort nahezu verschwunden. Die Bonner Politiker konnten sich zu einer gesetzlichen Regelung nicht durchringen.

Daß man den Jodmangel durch geeignete Diät ausgleichen müsse, war den Ärzten im fernen China offenbar bereits vor 3000 Jahren klar. Gegen den Kropf empfahlen die Urväter der chinesischen Medizin in ihren Schriften den Verzehr von jodreichem Seetang. Aber solche Weisheiten gingen verloren.

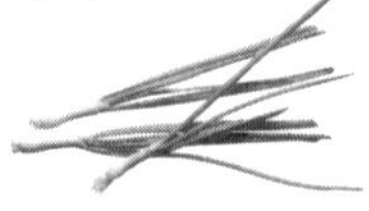

4. Kalzium

Kalzium ist gemeinsam mit Phosphor am Aufbau des Skeletts beteiligt. Mit Hilfe von Vitamin D, das der Körper selbst bildet (siehe »Ein Platz an der Sonne« S. 64), sorgen sie dafür, daß Knochen und Zähne hart bleiben. So stecken von den insgesamt 1000 bis 1500 Gramm Kalzium im Körper des Menschen 99 Prozent in den Knochen und Zähnen. Mit dem Alter verringert sich dieser Anteil, was besonders bei Frauen nach den Wechseljahren zu Osteoporose, einem Brüchigwerden

Kalziumräuber

Süßigkeiten, Erdnußbutter und Spinat sind Kalziumräuber. Das ergaben Beobachtungen am Krebsinstitut der Universität von Kalifornien in San Diego. Wer sich diese Speisen gönnt, sollte auf kalziumhaltigen Ausgleich achten.

der Knochen, führen kann. Ein Grund dafür ist, daß unsere Nahrung nicht genug Kalzium enthält.
Der Körper benötigt diesen Mineralstoff zur Aufrechterhaltung des Nervensystems und für einen normalen Blutdruck. Kalzium kann darüber hinaus Darmkrebs verhindern und vor allergischen Reaktionen schützen. Bei einer Schwangerschaft benötigt der Körper zusätzlich Kalzium für den Aufbau des Skeletts. Eine ausreichende Versorgung ist dann besonders wichtig, da der Fötus sich sonst das Kalzium aus der mütterlichen Knochenmasse ziehen würde. Die Folge wäre eine sogenannte Schwangerschaftsosteoporose mit Knochenmasseverlusten bis zu 50 Prozent! Diese Brüche sind schwer zu diagnostizieren und zu behandeln – wer will schon einer hochschwangeren Frau zum Röntgen raten. Aber auch Babys werden vom Kalziummangel ihrer Mütter in Mitleidenschaft gezogen: Sie neigen zu einem niedrigeren Geburtsgewicht und zu Entwicklungsverzögerungen.

Es ist besser, einen erhöhten Schwangerschaftsbedarf durch ein zusätzliches Glas Milch als durch Präparate zu

Die besten Quellen

Buttermilch
Dickmilch
Joghurt
Milch
Hartkäse
Schalentiere
Brunnenkresse
Löwenzahn
grünes Blattgemüse
Sardinen und Sprotten (mit Gräten!)

Wußten Sie, daß Cola Phosphorsäure enthält?

Ein Zuviel an Phosphor entkalkt die Knochen

Normalerweise sollten wir ebenso viel Phosphor wie Kalzium aufnehmen, um das Gleichgewicht aller Stoffe zu bewahren, die unser Knochengerüst aufbauen und an zahlreichen Stoffwechselprozessen beteiligt sind.
Tatsächlich aber nehmen wir mit unserer eiweißreichen Luxusnahrung zehnmal soviel Phosphor wie Kalzium auf. Das führt dazu, daß Phosphor mehr Kalzium bindet, als mit dem Essen aufgenommen wird. Das fehlende Kalzium wird aus den Knochen und Zähnen mobilisiert. Folge: Knochen und Zähne werden »dünner«. Es kommt zu Brüchigkeit, Osteoporose und Zahnverfall.

decken. Ein Zuviel an Kalzium würde nämlich die Eisenverwertung erschweren. Wer zu Nierensteinen neigt, sollte Kalziumpräparate ganz vermeiden!

Tagesbedarf laut DGE:
Männer und Frauen 900 mg.
Empfohlene Tagesdosis**:
1000 mg,
Schwangere 1500 mg.

Hinweis: Im Durchschnitt verwerten wir nur 40 Prozent des Kalziums in unserer Nahrung. Dieser Wert verbessert sich während der Schwangerschaft. Durch unterstützende Aufnahme von Vitamin C und Spaziergänge im Tageslicht (damit Vitamin D gebildet wird) läßt sich die Kalziumaufnahme optimieren.

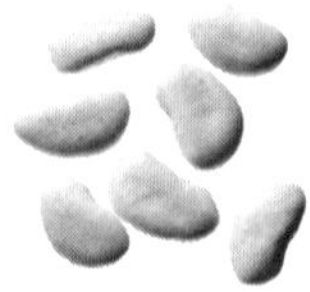

5. Kupfer

Kupfer bildet in den Zellen gemeinsam mit Zink das Enzym Superoxid-Dismutase, ein wirksames Antioxidans. Ist genügend davon vorhanden, werden Freie Radikale unschädlich gemacht, die bei der Verwertung von Sauerstoff anfallen; das Enzym ergänzt also die Wirkungsweise der bekannteren Radikalfänger.

Die besten Quellen*
Hülsenfrüchte
Emmentaler
Hirse
Austern
Hummer
Scholle
Ente
Gans
Kalbfleisch
Weizenvollkornbrot

**vorausgesetzt, die Böden enthalten ausreichend Kupfer!*

Kupfer ist außerdem in Zusammenarbeit mit Vitamin C an der Bildung von Kollagen beteiligt. Kollagen festigt unter anderem die Knochen. Mangelt es an Kupfer, werden die Knochen brüchig – diese zusätzliche Ursache der Osteoporose wird noch zuwenig berücksichtigt. Außerdem ist Kupfer neben Eisen und Kobalt unentbehrlich für die Blutbildung. Wenn Kupfer fehlt, kann es trotz ausreichender Versorgung mit Eisen zu Eisenmangel-Anämien kommen. Auch Fruchtbarkeitsstörungen werden mit einem schweren Mangel in Verbindung gebracht.

Bei Kupfer kommt es immer häufiger zu Versorgungsengpässen. Bodo Kuklinski, Leiter des Diagnostik- und Therapiezentrums für Umweltkrankheiten in

Warnemünde, hat festgestellt, daß die Kupferversorgung der Bevölkerung durchschnittlich gerade zu 25 Prozent gedeckt ist. Außerdem stellte er fest, daß viele Lebensmittel längst nicht mehr so viel Kupfer enthalten, wie die Tabellen es suggerieren. Dazu können schlechte Eßgewohnheiten die Aufnahme beeinträchtigen. Sarah Brewer berichtet, daß englische Frauen zwar im Durchschnitt eine genügende Menge von 1,23 mg Kupfer pro Tag aufnehmen, davon aber nur 30 Prozent vom Körper absorbiert werden.

Tagesbedarf laut DGE:
Männer und Frauen 1,5 bis 3 mg.
Empfohlene Tagesdosis:
siehe DGE-Wert

Hinweis: Vereinzelt kann es auch zu Kupferüberschuß kommen. Hauptgründe sind saures oder weiches Leitungswasser in Verbindung mit Kupferrohren, die Kupfer ins Trinkwasser abgeben.

ACHTUNG: KUPFERDIEBE!

Schlechte Eßgewohnheiten führen dazu, daß wir nur etwa 30 Prozent des Kupfers verwerten, das wir mit unserer Nahrung aufnehmen. Wenn rohes Fleisch, Vitamin C, Zink oder Kalzium zeitgleich verzehrt werden, verschlechtert sich das Aufnahmeverhältnis dramatisch. Auch Mittel zur Entsäuerung des Magens können die Kupferresorption erheblich mindern.

Zink ist der Hauptgegenspieler von Kupfer. Wenn Zink in täglichen Mengen über 10 mg ergänzt wird, kann es zu Kupfermangel kommen. Normalerweise sollte das Aufnahmeverhältnis 10 (Zink) : 1 (Kupfer) betragen.

6. Magnesium

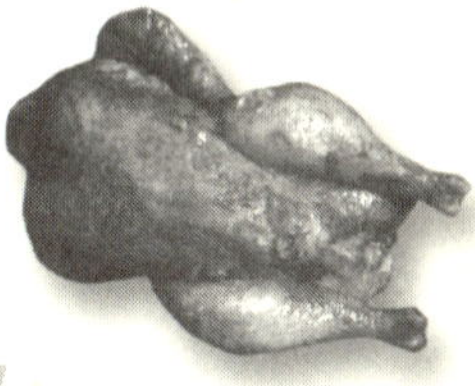

Magnesium ist nach Kalium und Phosphor der dritthäufigste Mineralstoff im menschlichen Organismus, an dem es dennoch häufig mangelt. Ohne Magnesium läuft nichts im Leben. Unter anderem steuert es mehr als 300 Enzyme, ist über sie maßgeblich beteiligt an allen Prozessen des Stoffwechsels und der Energiegewinnung. Außerdem ist Magnesium ein Gegenspieler von Kalzium: Es schützt die Zellen davor, zuviel Kalzium aufzunehmen.

Magnesium wirkt entkrampfend, entspannt die Muskulatur in den Wänden der Blutgefäße und sorgt so für bestmögliche Durchblutung und Sauerstoffzufuhr. Darüber hinaus wirkt es der Arteriosklerose entgegen und gilt als Herz-Schutzstoff. Es ist wichtig für die Energieversorgung, den Vitamin-B6-Stoffwechsel und das hormonelle Gleichgewicht. Es wirkt Regelstörungen entgegen und harmonisiert die Gebärmutter. In der Schwangerschaft erhöht sich der Bedarf. Ein Mangel kann zu Fehlgeburten, Frühgeburten und vorzeitigen Wehen führen.

Heutzutage fehlt es vielen unserer Nahrungsmittel an natürlichem Magnesium. Schuld daran sind die Auswaschung der landwirtschaftlichen Böden, die langen Transportwege, aber auch die modernen Verarbeitungsmethoden in der Lebensmittelindustrie. Bei vielen Menschen besteht daher ein leichter Magnesiummangel, der sich allerdings schnell drastisch verschlimmern kann, z. B. durch Alkoholmißbrauch, Überanstrengung oder starkes Schwitzen.

Hinweis: Wenn Sie in der letzten Zeit auffällig häufig unter Wadenkrämpfen gelitten haben, könnte das ein Anzeichen für Magnesiummangel sein. Binnen ein paar Tagen lassen sie sich durch vermehrte Magnesiumzufuhr beseitigen. Ohne Nebenwirkungen.

Die besten Quellen*

Portulak-Salat
Weizenkeime
Hülsenfrüchte
Geflügel
Rind
Fisch
Algen
Vollgetreide
Bierhefe
Magnesiumhaltiges Mineralwasser

**vorausgesetzt, die Böden enthalten ausreichend Magnesium!*

Tagesbedarf laut DGE:
Männer 350 mg,
Frauen 300 mg,
Schwangere 320 mg.
Empfohlene Tagesdosis:
siehe DGE-Wert

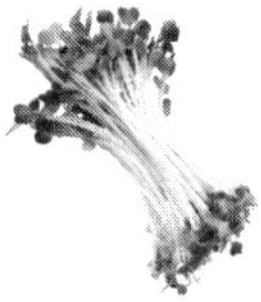

7. Mangan

Mangan verhindert wie auch Kalzium und Kupfer die Osteoporose, indem es eine ganze Reihe von Enzymen aktiviert, die an der Bildung des knochenstärkenden Kollagens beteiligt sind. Es ist unerläßlich für die Bildung des Stütz- und Bindegewebes in Haut, Knorpel, Sehnen und Knochen. Darüber hinaus reguliert es die Funktion der Bauchspeicheldrüse. Auch im Gehirnstoffwechsel scheint es eine Rolle zu spielen: Es ist an der Herstellung des Neurotransmitters Dopamin beteiligt. Mittlerweile weiß man, daß Mangan auch antioxidative Wirkung hat: Es schützt uns vor dem Angriff Freier Radikaler.

Die besten Quellen*

Schwarzer Tee
Nüsse
Samen
Hefe
Kakao
Eigelb
Kräuter
Rüben
Grüne Blattgemüse
Vollkornprodukte

**voraussetzt, die Böden enthalten ausreichend Mangan!*

Tagesbedarf laut DGE:
2-5 mg
Empfohlene Tagesdosis**:
10 mg

Die Wirkung des Spurenelements auf Fruchtbarkeit und Schwangerschaft ist noch nicht geklärt. Fest steht, daß es beim Aufbau von Sexualhormonen mithilft. Vieles deutet darauf hin, daß ein Manganmangel zu Unfruchtbarkeit und Komplikationen während der Schwangerschaft führt. Bei Tieren hat man Geburtsschäden und Fehlgeburten mit Manganmangel in Verbindung gebracht.

Nährstofforscher gehen davon aus, daß unser Manganbedarf mit unserer Ernährung nur zu 25 Prozent gedeckt wird. Schuld sind ausgelaugte Böden und die industrielle Verarbeitung von Nahrungsmitteln. Über die optimale Manganmenge streiten sich die Wissenschaftler aber noch. 4 mg scheiden wir durchschnittlich pro Tag aus. Eine Überdosis bei Mangan ist so gut wie ausgeschlossen: Was zuviel ist, wird wieder ausgeschieden.

Hinweis: Mangan steht im engen Verbund zu Zink: Wird Mangan zugeführt, muß auch Zink zugeführt werden, sonst entsteht ein Zinkmangel.

8. Selen

Selen spielt neben den Vitaminen E, C und Beta-Carotin eine große Rolle als Antioxidans. Viele Schutzfunktionen erfüllt es gemeinsam mit Vitamin E. Eine ganz besondere Bedeutung hat es bei der Vorbeugung eines Infarktes. Es aktiviert das herzschützende Enzym Glutathion-peroxidase. In einigen Gebieten Chinas fehlt Selen ganz im Boden: Dort sterben schon zehnjährige Kinder den Herztod. Selen schützt vermutlich auch vor dem »plötzlichen Säuglingstod«. In den USA hat man festgestellt, daß ein Viertel dieser Babys einen auffälligen Selen- und Vitamin-E-Mangel aufwies.

Für die Sexualität und Fruchtbarkeit hat es eine zentrale Bedeutung. Es ist Bestandteil von Enzymen, die direkt und indirekt an der Fortpflanzung beteiligt sind. In Tierversuchen an Säugetieren verhinderte ein Mangel die Bildung und Beweglichkeit der reifen, männlichen Keimzellen.

Selenmangelgebiete gibt es überall auf der Welt. In Jahrmillionen wurde das Element einfach aus dem Boden ausgewaschen. In Finnland, Neuseeland und den USA hat man angefangen, das Übel an der Wurzel zu packen: Selen wird dem Dünger beigemischt. Das sichert die Selenversorgung der Bevölkerung und vermeidet Vieherkrankungen. Weidetiere waren nämlich an einer Art Muskelschwund infolge des Selenmangels erkrankt.

Auch Deutschland ist Selenmangelgebiet. Bei uns wird Selen dem Schweinefutter beigemengt, damit die Tiere nicht verenden. Auf diese Weise gilt Schweinefleisch mittlerweile als beste natürliche Selenquelle. Und manche Vollwertbäcker mischen sicherheitshalber US-Weizen unters Korn. Einige Nährstofforscher halten unsere Selenversorgung für kritisch. Sie gehen davon aus, daß unser Selenbedarf durch die Nahrung nur zu zehn

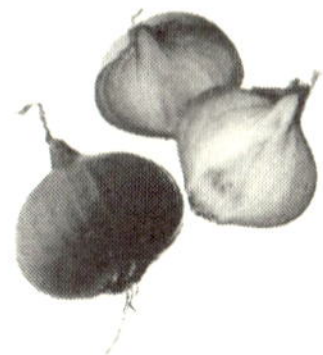

Die besten Quellen*

Schalentiere
Weizenkeime
Schweinefleisch
Müsli
Bierhefe
Fisch
Quark
Knoblauch
Zwiebeln
Vollmilch

**vorausgesetzt, die Böden enthalten ausreichend Selen!*

Zink und Selen nicht gemeinsam einnehmen

Zink und Selen bilden das schwer lösliche Salz Zinkselenid, das unser Organismus nicht verwerten kann. Deshalb sollten zwischen der Einnahme eines Zinkpräparats und eines Selenpräparats mindestens vier Stunden liegen.

Tagesbedarf laut DGE:
50 bis 100 mcg
Empfohlene Tagesdosis**:
100 bis 200 mcg

Prozent gedeckt wird.
Über den tatsächlichen Selenbedarf ist wenig bekannt. Die meisten Experten empfehlen ergänzende tägliche Einnahmen zwischen 100 und 200 Mikrogramm. Im Übermaß wirkt Selen giftig. Als Obergrenze gelten Werte ab 600 Mikrogramm für Männer. Frauen sollten darunter bleiben.
Hinweis: Selen tritt bei der Zubereitung ins Kochwasser über. Deshalb wenig Wasser verwenden und anschließend nicht weggießen.

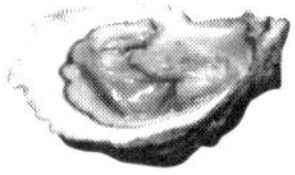

9. Zink

Zink ist für den Hormonhaushalt von Männern und Frauen von größter Bedeutung. Es ist in mehr als 200 Enzymen enthalten und an einer Vielzahl lebenswichtiger Funktionen beteiligt. Ohne Zink wird im Körper kein Vitamin B12 gebildet. Es ist auch für Wachstum, Zellteilung, Gewebeheilung, gesunde Haut und Knochen wichtig.

Die besten Quellen*
Weizenkeime
Austern
Lamm
Ente
Fisch
Truthahn
Hartkäse
Linsen
Weizenvollkornbrot
Mageres Rindfleisch

**vorausgesetzt, die Böden enthalten ausreichend Zink!*

Zink ist das wichtigste Spurenelement für den Fortbestand des Lebens. Es wird gegen Unfruchtbarkeit von Männern und zur Verbesserung der Spermienqualität eingesetzt, denn es vermehrt die Spermien und macht sie zugleich beweglicher, was eine Befruchtung erheblich begünstigt. Der Nährstoffmediziner Gehring empfiehlt allen Männern und Frauen, die sich ein Kind wünschen, dieses so wichtige lebensnotwendige Spurenelement zur natürlichen Verbesserung der Fruchtbarkeit.

Zinkmangel bewirkt eine Unterfunktion der Keimdrüsen, kann somit Ursache für eine Störung des gesamten Sexualhormonhaushalts und für eine nachlassende Libido sein. Während der Schwangerschaft und der Stillzeit erhöht sich der Zinkbedarf, aber auch durch die

Einnahme der Pille. Ausgesprochene Mangelkandidaten sind strenge Vegetarier und alle, die sich längere Zeit radikale Schlankheitsdiäten zumuten. Auch bei Streß und Alkoholgenuß erhöht sich der Tagesbedarf.

In der Schwangerschaft fällt der Zinkspiegel der Mutter um durchschnittlich 30 Prozent. Diese Entwicklung ist selbst durch ergänzende Gaben nicht aufzuhalten. Sie ist vermutlich Folge des dünner werdenden Blutes und des höheren Hormonpegels.
Interessanterweise hat der Fötus einen doppelt so hohen Zinkspiegel. Sarah Brewer berichtet, daß Zink das Wachstum des Babys positiv beeinflußt. Mütter mit normalem Zinkspiegel gebären größere Kinder als Mütter mit Unterversorgung. Und Babys, die nach der Geburt zusätzlich Zink in niedriger Dosis erhielten, wuchsen schneller.
Bei männlichen Kindern war darüber hinaus zu beobachten, daß Zink Penis und Hoden größer wachsen läßt. Zinkmangel kann bei älteren Jungen dazu führen, daß die Pubertät erst mit 18 oder 20 eintritt.

Zink für den Fortbestand des Lebens
Zink ist für den Hormonhaushalt von Männern und Frauen von größter Bedeutung. Das Spurenelement wird gegen Unfruchtbarkeit von Frauen und zur Verbesserung der Spermienqualität bei Männern eingesetzt.
Es vermehrt die Spermien und macht sie zugleich beweglicher.

Der Stoff, aus dem die Samen sind

Zink gilt als der »Samenstoff« schlechthin. Im Ejakulat sind durchschnittlich fünf Milligramm davon enthalten. Zink wirkt als mineralisches Antioxidans zum Schutz der Spermien vor Freien Radikalen. Außerdem halten Zinkionen das Erbmaterial (DNS) im Zellkern der Spermien in einer festen Struktur zusammen. Wissenschaftler haben darüber hinaus entdeckt, daß Zink die Spermien »im Wartezustand« vor der Ejakulation vor unnötigem Energieverbrauch bewahrt. Erreichen die Spermien nach dem Erguß erst einmal das zinkarme Milieu der Vagina, ist hektische Aktivität angesagt. Die Beweglichkeit nimmt schlagartig zu.

Zink gehört laut WHO zu den Haupt-Mangelelementen. Der Zinkgehalt in pflanzlicher Nahrung ist stark zurückgegangen, weil die Äcker immer ausgelaugter sind. Zu weiteren Verlusten führt die Verarbeitung der Agrarprodukte, wenn z. B. ausgemahlenes Weißmehl statt Vollkornmehl verbacken wird. Nährstofforscher schätzen, daß gerade mal 30 Prozent unseres tatsächlichen Zinkbedarfs durch die Nahrung gedeckt werden.

Tagesbedarf laut DGE:
Männer 15 mg,
Frauen 12 mg,
Schwangere 15 mg.
Empfohlene Tagesdosis:
siehe DGE-Wert

Hinweis: Zink aus tierischen Produkten wird zu 30 bis 40 Prozent aufgenommen, aus pflanzlichen Produkten nur zu 5 bis 10 Prozent. Fette und Öle enthalten wenig Zink: je magerer das Fleisch, um so höher die Zinkkonzentration. Zinnhaltige Konservendosen behindern die Zinkaufnahme beträchtlich!

Vorsicht vor hohen Dosen

Vitamine und Mineralstoffe können unerwünschte Nebenwirkungen haben, falls sie nicht mit dem nötigen Sachverstand ausgewählt und eingenommen werden. Beispielsweise kann ein Mehr an Eisen zu einem Mangel an Zink führen, weil es dessen Aufnahme ins Blut hemmt; andererseits muß bei der Zufuhr von Zink bedacht werden, daß es Kupfer und Mangan aus dem Körper drängt. Einige Vitamine können in hoher Dosis sogar zu Vergiftungserscheinungen führen. Das gilt insbesondere für die fettlöslichen Vitamine A, D und E. Bei den wasserlöslichen Vitaminen B und C ist die Gefahr einer Überdosierung relativ gering. Was zuviel ist, wird über den Urin wieder ausgeschieden.

Wie kommt man günstig an Vitalstoffpräparate?

Beim Kapitel Nährstoffe scheiden sich die Geister. Trotz der Tatsache, daß unsere Lebensmittel immer nährstoffärmer werden, ist die offizielle Meinung im deutschen Gesundheitswesen: »Bei ausgewogener Ernährung mit viel Gemüse und Obst sind Pillen überflüssig.« Dennoch wird mit Vitalstoffpräparaten allein in Deutschland jährlich eine knappe Milliarde Mark umgesetzt. Im Ausland, insbesondere in Amerika, ist das Angebot an Nahrungsergänzungen vielfältiger und günstiger. Das liegt zum einen an den weniger strengen Nahrungsmittelbestimmungen, zum anderen an einer breiteren Akzeptanz der Präparate.

Also einfach jenseits des Atlantiks ordern? Ich machte die Probe aufs Exempel und bat übers Internet den kanadischen »Club Vitamin« um eine Bestelliste (http://www.club-vitamin.com). Postwendend kam Antwort. Ich war begeistert: eine Riesenauswahl an Vitaminen und Mineralstoffen in Reinform – zu kaum schlagbaren Preisen. Beispielsweise kosten 1000 Kapseln Vitamin E (400 I.E. aus natürlicher Quelle) gerade 90 Mark. Für die gleiche Menge muß man in einer deutschen Apotheke im günstigsten Fall 321 Mark bezahlen. Beispiel Zink: 100 Tabletten à 10 mg kosten übers Internet sechs Mark. In Deutschland kostet die gleiche Menge über 30 Mark. Ich rechnete Fax-, Auslandsportokosten sowie den Mitgliedsbeitrag von 30 Mark pro Jahr hinzu, wagte die Bestellung und zahlte per Kreditkarte. Der Schock: Zwar kam alles wie gewünscht an, und auch die Kreditkartenabrechnung war korrekt. Bloß der deutsche Zoll machte mir einen Strich durch die Rechnung. Man erklärte mir, daß ich das Päckchen nur in Anwesenheit eines Apothekers in Empfang nehmen könnte. Begründung: Die amerikanischen Dosierungen liegen »erfahrungsgemäß« oberhalb der deutschen Bestimmungen. Alles, was von »drüben« kommt, fällt daher prophylaktisch unter das deutsche Arzneimittelgesetz. Sorry! Auf den Einwand, daß man auch in Deutschland Vitalstoffe überdosieren kann (man nehme zwei!), zuckte der Zöllner nur mit den Schultern. Für Leute mit guten Connections hier trotzdem die Bestelladresse: Club Vitamin Inc., 105-9303 Salish Court, Burnaby, B.C., Kanada, Tel.: 001/604/602-7284, Fax: 001/604/421-1215, E-Mail: myhealth@club-vitamin-com.

Dosierungsempfehlungen unbedingt beachten. Bei weiteren Fragen zum Thema Vitalstoffpräparate steht Ihnen auch die Dt. Gesellschaft für Nährstoffmedizin und Prävention in 31841 Bad Münder, Tel.: 05042/940 200, Fax: 05042/940 201, kostenfrei zur Verfügung.

DAS NÄHRSTOFF-ABC FÜR OPTIMALE FRUCHTBARKEIT

	Vitalstoff	Die besten Quellen	Funktion	DGE-Tagesbedarf	Empf. Tagesdosis
I. MAKRO-NÄHRSTOFFE	**Kohlen hydrate**	Vollkornbrot, Kartoffeln, Reis, Hirse, Gemüse, Erbsen, Linsen, Bohnen, Haferflocken, ungezuckertes Müsli	wichtiger Energielieferant	55-60% Anteil an der tägl. Nahrung	s. DGE-Wert
	Essentielle Aminosäuren	Hülsenfrüchte, Kartoffeln, Vollkorn, Sojaprodukte, Milch, Frischkäse, Buttermilch, Joghurt, Fisch, Fleisch	wichtig für die Energiegewinnung der Zellen, Entgiftung, Hormon- und Botenstoffproduktion, Enzyme	2/3 pfl. 1/3 tier. Eiweiß	s. DGE-Wert
	Essentielle Fettsäuren	Distelöl, Maiskeimöl, Sojaöl, Leinöl, Erdnußöl, Seefisch, Fischöl, Borretschöl, Nachtkerzenöl, Sonnenblumenöl	wichtig für Aufbau der Zellmembranen, Hormonproduktion	60-70 g pro Tag	s. DGE-Wert
II. VITAMINE	**Vitamin A**	Möhren, Paprika, Grünkohl, Fenchel, Aprikosen, Tomaten, Brokkoli, Grünkohl, Vollkornbrot, Butter	wichtig für Haut und Schleimhäute, Knochenaufbau, Fruchtbarkeit, Immunabwehr	0,8-1,1 mg	30-38 mg
	Vitamin B1	Bierhefe, Schweinefleisch, Geflügel, Sojabohnen, Haferflocken, Vollkornbrot, Weizenkeime, Hülsenfrüchte, Naturreis, Kartoffeln	wichtig für Kohlenhydratstoffwechsel	1,1-1,5 mg	4,4-6,0 mg
	Vitamin B2	Mageres Rindfleisch, Bierhefe, Seelachs, Grünkohl, Spinat, Milch, Käse, Geflügel, Vollkornbrot, magerer Quark	wichtig für die Energiegewinnung der Zellen	1,5-1,8 mg	5-6,8 mg

Viele Experten halten die DGE-Werte für zu niedrig. Die empfohlene Tagesdosis entspricht den neuesten Nährstoffempfehlungen (s. auch S. 47)

Vitalstoff	Die besten Quellen	Funktion	DGE-Tagesbedarf	Empf. Tagesdosis
Niacin (Vitamin B3)	Geflügel, Milch, Kaninchen, Thunfisch, Makrele, Sardine, Bierhefe, Weizenkleie, mageres Fleisch, Champignons	wichtig für Hormon- und Botenstoffproduktion sowie für Abbau von Stoffwechselprodukten, durchblutungsfördernd, unterstützt Embryonalentwicklung	15-18 mg	60 mg
Pantothensäure (Vitamin B5)	Mungobohnen, Champignons, Brokkoli, Käse, Eier, Huhn, Milch, Bierhefe, Haferflocken, Vollkornbrot	wichtig für Hirnfunktionen, Stoffwechsel, Haut- und Haarerneuerung, Steroidbildung	6 mg	20 mg
Vitamin B6	Weizenkeime, Vollkornbrot, Makrelen, Bierhefe, Heringe, Geflügel, Paprika, Schnittbohnen, mageres Lammfleisch, mageres Schweinefleisch	wichtig für Nervensystem und Fruchtbarkeit, fördert das Wachstum des Fötus	1,6-2,6 mg	6-8 mg
Vitamin B12	Mageres Kalbfleisch, Makrelen, Heringe, Austern Käse, Sardinen, Rotbarsch, Seelachs, magerer Quark, mageres Schweinefleisch	wichtig für Nervensystem und Blutbildung, notwendig bei Zellwachstum des Fötus	3-3,5 mcg	12 mcg
Biotin (B7)	Champignons, Vollkornbrot, Naturreis, Linsen, Bierhefe, Milch, Eier, Haferflocken, Blumenkohl, Vollmilchjoghurt	wichtig für Kohlenhydrat- und Eiweißstoffwechsel, notwendig für Haar, Haut und Schleimhaut, fördert gesundes Wachstum	30-100 mcg	200 mcg
Folsäure (B9)	Hefe, Spinat, Brokkoli, Endivien, Grünkohl, Rosenkohl, Tomaten, Sojabohnen, Apfelsinen, Weizenvollkornbrot	wichtig für Gehirn und Nervensystem, Blutbildung, senkt das Fehlbildungsrisiko des Embryos	300-600 mcg	600-900 mcg

1g (Gramm) = 1.000 mg (Milligramm) = 1.000.000 mcg (Mikrogramm, auch Nanogramm genannt)

Vitalstoff	Die besten Quellen	Funktion	DGE-Tagesbedarf	Empf. Tagesdosis
Vitamin C	Acerola-Kirschen, Hagebutten, rote Paprika, Sanddorn, Kartoffeln, Erdbeeren, Zitrusfrüchte, alle Kohlsorten, Johannisbeeren	wichtig für Immunabwehr, Produktion von Sexualhormonen, verbessert die Samenqualität, senkt das Fehlgeburtsrisiko, schützt vor Erbgutschäden	75 mg	300-400 mg Kiwis, schwarze
Vitamin E	Weizenkeimöl, Grünkohl, Avocados, Fenchel, Eier, Paprika, Butter, Mandeln, Schwarzwurzeln, Sonnenblumenkerne	wichtig für Zellschutz und Embryonalentwicklung, beeinflußt das Hormonsystem, lindert Beschwerden in den Wechseljahren	12-14 mg	72 mg
Vitamin K	Rosenkohl, Kohlrabi, Mangold, Feldsalat, Lauch, Spinat, Tomaten, Hühnerbrust, Hülsenfrüchte, Vollkornbrot	wichtig für Blutgerinnung	6,5-8 mg	10 mg
Chrom	Mageres Fleisch, Weizenkeime, Hartkäse, rote Rüben, Karotten, Bierhefe, Thymian, Hülsenfrüchte, schwarzer Pfeffer, Weizenvollkornbrot	wichtig für Blutzuckerspiegel	50-200 mcg	300-300 mcg
Eisen	Mageres Fleisch, Blutwurst, Eier, Nüsse, Vollkorn, Schalentiere, Haferflocken, Hülsenfrüchte, Trockenobst, grünes Gemüse	wichtig für Blutbildung, Bestandteil von Enzymen	12-14 mg	14-30 mg
Jod	Schellfisch, Seelachs, Scholle, Garnelen, Makrele, Heilbutt, Thunfisch, Feldsalat, Brathering, Miesmuscheln	wichtig für Aufbau von Schilddrüsenhormonen	200-300 mcg	s. DGE-Wert

Vitalstoff	Die besten Quellen	Funktion	DGE-Tagesbedarf	Empf. Tagesdosis
Kalzium	Buttermilch, Dickmilch, Joghurt, Milch, Hartkäse, Schalentiere, Brunnenkresse, Löwenzahn, grüne Blattgemüse, Sardinen und Sprotten (mit Gräten)	wichtig für Skelettaufbau, Nervensystem, Blutdruck	900 mg	1.000-1.500 mg
Kupfer	Hülsenfrüchte, Emmentaler, Hirse, Austern, Hummer, Scholle, Ente, Gans, Kalbfleisch, Weizenvollkornbrot	wichtig für Enzymbildung, Kollagenbildung, Blutbildung, Fruchtbarkeit	1,5-3 mg	s. DGE-Wert
Magnesium	Portulak-Salat, Weizenkeime, Hülsenfrüchte, Geflügel, Rind, Fisch, Algen, Vollgetreide, Bierhefe, magnesiumhaltiges Mineralwasser	wichtig für Enzymsteuerung, Stoffwechsel und Energiegewinnung, steuert hormonelles Gleichgewicht mit	300-350 mg	s. DGE-Wert
Mangan	Schwarzer Tee, Nüsse, Samen, Hefe, Kakao, Eigelb, Kräuter, Rüben, grüne Blattgemüse, Vollkornprodukte	wichtig für Bildung des Stütz- und Bindegewebes, aktiviert Enzyme	2-5 mg	10 mg
Selen	Schalentiere, Weizenkeime, Schweinefleisch, Müsli, Bierhefe, Fisch, Quark, Knoblauch, Zwiebeln, Vollmilch	wichtig für Fortpflanzungsenzyme, senkt Infarktrisiko	50-100 mcg	100-200 mcg
Zink	Weizenkeime, Austern, Lamm, Ente, Fisch, Truthahn, Hartkäse, Linsen, Weizenvollkornbrot, mageres Rindfleisch	wichtig für Hormonhaushalt, Bildung von Vitamin B12, verbessert Fruchtbarkeit und Spermienqualität	12-15 mg	s. DGE-Wert

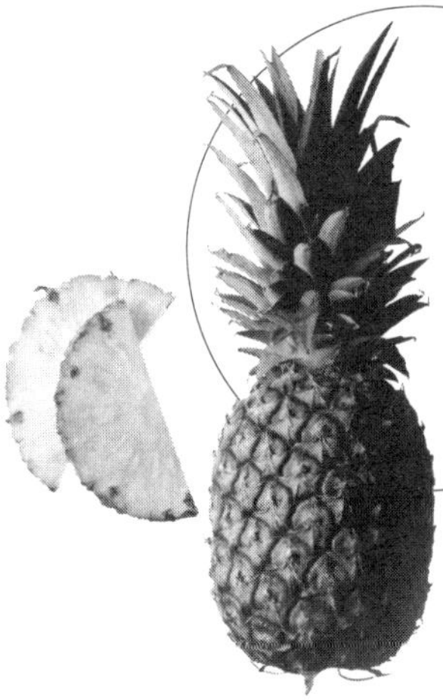

IV. Bioaktive Substanzen – der Powerstoff in Lebensmitteln

Man stirbt nicht, wenn man keine Bioaktivstoffe aufnimmt. Im Gegensatz zu Vitaminen sind sie nach unserem derzeitigen Kenntnisstand nämlich nicht lebensnotwendig. Aber allesamt stärken sie unser Immunsystem, schützen die Zellen vor Umwelteinflüssen wie Smog, Ozon, UV-Strahlen und Streß. Sie stabilisieren den Stoffwechsel, stärken Herz und Gefäße und unsere Fruchtbarkeit.

Daß es zwischen Kern und Schale mehr gibt, womit Früchte und Gemüse unsere Gesundheit beeinflussen, als die bekannten Nährstoffe, Vitamine und Mineralstoffe, hatte eine Beobachtung verschiedener Wissenschaftler ergeben: Südeuropäer erkranken seltener an Krebs als Nord- und Mitteleuropäer. Vermutlich, weil sie das Doppelte bis Dreifache an Obst und Gemüse essen. Durch Vitamine allein war die Wirkung von Gemüse und Obst freilich nicht zu erklären. Bei ihren Arbeiten fiel den Forschern schließlich auf, daß einige bioaktive Substanzen, die Carotinoide, ähnliche Eigenschaften haben wie das Beta-Carotin. Dieses schützt die Zellen vor schädlichen Umwelteinflüssen. Durch immer bessere Untersuchungen entdeckten sie eine Reihe weiterer bioaktiver Substanzen, darunter bereits bekannte Stoffe, aber auch vollkommen neue.

BIOAKTIVE BALLASTSTOFFE

Ballaststoffe – Quell- und Faserstoffe – sind die bislang bekanntesten bioaktiven Substanzen. Sie sind das Gerüst von Obst, Gemüse, Getreide und Hülsenfrüchten. Was da so knackig schmeckt in Möhre, Apfel und Vollkornbrötchen, reguliert den Blutzuckerspiegel, senkt das

Cholesterin und das Krebsrisiko. Ballaststoffe bringen Schwung in die Verdauung, befördern Giftstoffe rasch aus dem Körper und verhindern, daß neue entstehen.

JOGHURT MACHT DIE ABWEHR STARK

Eine andere Gruppe der Bioaktiven sind Milchsäurebakterien und Milchsäure. In Joghurt und Sauerkraut bilden sie den erfrischenden Geschmack. Er entsteht, wenn die Bakterien Kohlenhydrate in Milchsäure verwandeln. Milchsäure und die Bakterien beeinflussen die Darmflora und steigern die Abwehr. Geballt bekommen wir sie in sogenannten probiotischen Joghurts. Der Marktanteil dieser gezielt gesundheitsfördernden Milchprodukte liegt mittlerweile bei 15 Prozent. Milchsäure enthalten alle Produkte. Für probiotische werden jedoch spezielle Bakterien eingesetzt. Sie besitzen eine hohe Resistenz gegenüber Magen- und Gallensäuren; etwa 40 Prozent gelangen in den Darm und können dort wirken. Wer also seine Abwehr stärken will, sollte regelmäßig Joghurt, möglichst naturbelassen oder probiotisch, und hin und wieder frisches Sauerkraut essen.

FARBSTOFFE, DÜFTE, AROMEN UND WEITERE BIOAKTIVSTOFFE

Die dritte Gruppe der bioaktiven Substanzen lockt im Pflanzenreich durch Duft und Farbe Insekten an und sichert dadurch die Fortpflanzung. Pflanzenhormone regulieren das Wachstum. Andere Substanzen schützen Pflanzen vor sogenannten Freßfeinden, also vor Bakterien, Viren, Pilzen und Tieren.

Rund 30000 Wirkstoffe werden in Pflanzen vermutet,

10000 davon in eßbaren. Viele dieser Stoffe schützen auch den menschlichen Organismus, die wirksamsten sind Farbstoffe, Düfte und Aromen. Die meisten fangen als Antioxidantien Freie Radikale ab und schützen so die Zellen. Meist wirken die Bioaktiven im Verbund miteinander, aber auch mit Vitaminen und Mineralstoffen. Entscheidend ist deshalb nicht die Menge, die wir aufnehmen, sondern die Vielfalt.

1. Carotinoide

Als Antioxidantien schützen Carotinoide die Zellen vor Freien Radikalen. Außerdem hemmen sie die Tumorbildung, indem sie die Zellinformation stärken. Wenn z. B. eine Leberzelle nicht mehr weiß, daß sie eine Leberzelle ist, beginnt sie zu wuchern. Carotinoide erinnern sie an ihre Funktion. Sie werden am besten vom Körper aufgenommen, wenn man sie beim Essen mit etwas Fett zubereitet. Enthalten sind sie z.B. in Brokkoli, Weißkohl, Rosenkohl, Blumenkohl, grünem Gemüse, Möhren, Tomaten, Kürbis, Melonen und Zitrusfrüchten. Rund 600 Carotinoide färben Obst und Gemüse gelb, rot und auch grün.

2. Flavonoide

Vermutlich sind Flavonoide die aktivsten Antioxidantien im Pflanzenreich. Sie stärken das Immunsystem und die Gefäße. Mit rund 4000 verschiedenen Farbstoffen (es gibt die gelben Flavonole, die roten, blauen und violetten Anthozyanine und das gelbe und grüne Quercetin) sind sie besonders zahlreich vertreten in Obst und Gemüse, z.B. in Auberginen, Leinsamen, Sojaprodukten, Zitrusfrüchten und Weintrauben. Dort sitzen sie für gewöhnlich unter der Schale. Deswegen sollte man Obst und auch Gemüse wie Tomaten ungeschält essen.

3. Glucosinolate

Glucosinolate sind Senföle, die die Pflanzen vorm Angriff von Viren und Bakterien schützen. Auch beim Menschen beugen sie Infekten vor. Glucosinolate kommen vor allem in Kresse, Meerrettich, Senf und Kohl vor und geben ihnen ihre Schärfe. Die Schärfe entsteht aber erst, wenn das Gemüse zerkleinert wird und mit Sauerstoff in Berührung kommt. Senföle sind hitzeempfindlich, deshalb sollte z. B. Kohl nicht zu lange kochen.

4. Lignane

Die Lignane gehören zu den Pflanzenhormonen, den sogenannten Phytoöstrogenen. Ihre Hormonwirkung scheint besonders dem Brustkrebs vorzubeugen. So erkranken Japanerinnen, deren Blut relativ viele Phytohormone enthält, seltener an diesem Krebs als Europäerinnen. Sie sind besonders in ballaststoffreichen Lebensmitteln enthalten. In Getreide, Hülsenfrüchten, Soja, Samen oder in Kohl werden sie zu Zellwandstoffen umgebaut. Lignane sind robust. Sie überstehen selbst große Hitze beim Kochen.

5. Phenolsäuren

Phenolsäuren haben eine starke antioxidative Wirkung. Sie schützen das pflanzliche Gewebe vor der zerstörerischen Einwirkung von Sauerstoff. Diese antioxidative Wirkung stärkt auch im menschlichen Organismus die Abwehr und mindert das Krebsrisiko. Phenolsäuren geben Tee, Nüssen und Trauben ihren herben Geschmack. Sie befinden sich besonders in den Randschichten von Getreide, Beeren und von Gemüse wie Grünkohl, Karotten, Radieschen sowie Kartoffeln. Da durch Schälen, z. B. bei Kartoffeln oder Getreide (Weißmehl), ein Großteil dieser Säuren entfernt wird, sollte man lieber Vollkornprodukte und Gemüse mit Schale essen.

6. Phytosterine

In ihrem Aufbau sind Phytosterine dem Cholesterin sehr ähnlich. In der Pflanze wirken sie als Botenstoffe, im menschlichen Körper können sie den Cholesterinspiegel senken, vermutlich weil sie bei der Aufnahme im Darm mit dem Cholesterin konkurrieren. Man findet sie überwiegend in fettreichen Pflanzenteilen, etwa in Nüssen, Samen, Getreidekeimen und in den daraus gewonnenen naturbelassenen Ölen. Das Raffinieren von Ölen verringert den Gehalt.

7. Protease-Hemmer

Proteasen sind Enzyme, die Eiweiße spalten, bzw. zersetzen. Inhibitoren verhindern dies. Sie schützen das pflanzeneigene Protein und damit die Eiweißspeicher vor dem Zersetzen. Die Mechanismen für ihre krebshemmende Wirkung sind bislang nicht geklärt. In jedem Fall sind Protease-Inhibitoren aktive Antioxidantien, die Entzündungen hemmen und den Blutdruck regulieren. Sie kommen überwiegend in eiweißreichen Pflanzen vor, in Getreide, Hülsenfrüchten, Soja und Kartoffeln, aber auch in Tomaten und Kohl.

8. Saponine

Saponine binden das Cholesterin im Darm. Dadurch kann es nicht ins Blut gelangen. Sie wirken außerdem krebs- und entzündungshemmend. Saponine kommen vor allem in Hülsenfrüchten vor. Im Wasser schäumen diese Bitterstoffe wie Seife, daher der Name (lat. Sapo: Seife). Da Saponine wasserlöslich sind, sollte man das Einweich- und Kochwasser von Hülsenfrüchten immer mitverwenden.

9. Sulfide

Sulfide sind Schwefelverbindungen. Als natürliche Antibiotika bekämpfen sie Viren, Bakterien und Pilze, hemmen die Blutgerinnung und senken den Cholesterinspiegel. In der Volksmedizin wurden deshalb Knoblauch, Zwiebeln und Porree, die Sulfide in größeren Mengen enthalten, von jeher gegen Erkältungskrankheiten eingesetzt. Sie sorgen für den scharfen Geschmack der Lauchgewächse und für die Tränen beim Zwiebelschneiden.

10. Terpene

Terpene fördern die Entgiftung des Körpers und mindern das Krebsrisiko.
Sie kommen in verschiedenen Formen in Kräutern und Gewürzen vor, z.B. als Menthol in der Minze, als Carvon im Kümmel oder als Limonen in der Zitrone, und geben diesen Pflanzen ihren unverkennbaren Duft. Da Terpene wie alle Aromen rasch verfliegen, sollte man Kräuter und Gewürze nur frisch verwenden.

WEITERE BIOAKTIVSTOFFE UND IHRE QUELLEN

Capsacin (Chili), **Cumarine** (Gurken, Petersilie), **Furfurole** (Rote Bete), **Genisteine** (Sojaprodukte), **Indole** (Brokkoli, Weißkohl, Blumenkohl, Rosenkohl, Kohlrabi), **Isothiocyanate** (Weißkohl, Blumenkohl, Brokkoli, Rote Bete), **Kurkumin** (Gelbwurz, Curry), **Phthalide** (Möhren, Sellerie, Petersilie, Fenchel), **Phytate** (Soja, Vollkorngetreide), **Polyacetylene** (Fenchel, Sellerie, Petersilie, Möhren), **Polyphenole** (grüner Tee, Rotwein).

4. KAPITEL: AYURVEDA UND KRÄUTER FÜR DIE FRUCHTBARKEIT

Sie wollen Ihre Ernährungsgewohnheiten überprüfen und Ihre Nährstoffversorgung gezielt verbessern. Damit schaffen Sie die besten Voraussetzungen für Ihr Wunschbaby. Ergänzend dazu bietet dieses Kapitel zwei Ansätze*, die dasselbe Ziel verfolgen.

Gezielt eingesetzt, verstärken Heilkräuter das Gesamtbefinden von Mann und Frau und unterstützen die Fruchtbarkeit. Der ayurvedische Weg der Reinigung des Körpers von Giftstoffen und der Harmonisierung von Leib und Seele kann ebenfalls gut mit unserer Fruchtbarkeitsdiät kombiniert werden.

**Weiterführende Informationen und zusätzliche Rezepte zu Heilkräutern und ayurvedischen Anwendungen im Großen Buch der Fruchtbarkeit, Kapitel 5.*

AYURVEDA

Ayurveda, wörtlich »Die Wissenschaft vom Leben«, ist eine mehr als 5000 Jahre alte indische Lehre, die nicht nur Ärzte, sondern auch Erzieher und Philosophen praktizierten: Ihr Anspruch geht weit über unsere westliche Vorstellung von Gesundheit und Heilen hinaus.
Basis ist die Theorie, daß im Menschen fünf Naturelemente ihren Sitz haben: Wasser, Erde, Feuer, Luft und Äther. Sie werden von drei »Doshas« (Sanskrit: Kräfte) dirigiert: »Vata«, »Pitta« und »Kapha«. Nur wenn diese drei Doshas im Einklang sind, ist der Körper gesund. Ernährung und Lebensweise spielen dabei eine übergeordnete Rolle, denn sie beeinflussen das Wechselspiel der Grundkräfte in unserem Organismus.

»Würden Sie sich etwa wundern, wenn Ihr Auto liegenbliebe, nachdem Sie es mit Cola betankt hätten?« *gibt der Leiter der Ayurveda-Klinik in Traben-Trarbach, Ulrich Bauhofer, zu bedenken. Nur bei uns selbst handeln wir nach dem Motto: Falsch tanken und abwarten, was passiert. Wird schon gutgehen!*

Die ayurvedischen Konstitutionstypen

Unsere Konstitution ist abhängig von der Verteilung der drei Doshas (Grundkräfte) in unserem Körper. Die jeweilige Zusammensetzung ist angeboren, jedoch in Grenzen veränderbar. Ernährung, tageszeitliche oder jahreszeitliche Rhythmen, Lebensphasen und Gewohnheiten können dazu beitragen.
Alle drei Doshas spielen in jedem von uns eine Rolle: Vata ist das Bewegungsprinzip und steuert alle Bewegungsabläufe. Es beeinflußt die Muskulatur, reguliert die inneren Organe, den Kreislauf, die Atmung und die Ausscheidungsvorgänge. Es steht für Aktivität, bestimmt die Aufnahmefähigkeit, die geistige Klarheit und Wachheit. Pitta ist das Wärme- und Stoffwechselprinzip. Es reguliert unseren Stoffwechsel und die Verdauung. Darüber hinaus beeinflußt es unsere Intelligenz und die Gefühle. Kapha ist das Ernährungs- und Strukturprinzip. Es macht uns körperlich stark und widerstandsfähig. Es bildet unsere Körpermasse, baut Gewebe und Organe auf und sorgt für psychische Stabilität und Ausgeglichenheit. Außerdem beeinflußt es unser Gedächtnis.

Die drei Doshas
Alle körperlichen und seelischen Funktionen werden nach ayurvedischem Verständnis von drei Grundkräften gesteuert, den sogenannten »Doshas«. Das Gleichgewicht der Doshas ist entscheidend für die Aufrechterhaltung der Gesundheit. Ist diese Balance gestört, kommt es zu Fehlsteuerungen im Organismus.

Ayurvedisch betrachtet sind die drei Doshas absolut gleichwertig. Damit unser Organismus reibungslos arbeitet, muß jede Zelle alle drei Prinzipien enthalten. Wenn eines überwiegt, beeinträchtigt dies das Zusammenspiel der Einzelteile. Wenn zum Beispiel Vata dominiert, entsteht zu viel Bewegung oder Unruhe im Körper. Bei zu viel Pitta gerät der Energiehaushalt ins Ungleichgewicht. Bei zu viel Kapha hat der Organismus mit einem Übermaß an Masse zu kämpfen. Folge sind Schwerfälligkeit und allgemeine Trägheit. Durch Umstellungen der Lebens- und Ernährungsweise läßt sich das Ungleichgewicht der Doshas bekämpfen.

VORBEREITUNG AUF DIE SCHWANGERSCHAFT

Ama – alles, was dem System schadet
»Ama« ist der Sammelbegriff im Ayurveda für alle Substanzen, die den menschlichen Organismus belasten, egal welchen Ursprungs sie sind.

Vor einer Schwangerschaft empfiehlt die ayurvedische Lehre die Reinigung des Organismus von Giften, die sich im Laufe der Zeit angesammelt haben. Man nennt diese Stoffe »Ama« (alle Substanzen, die den Körper belasten). Je weniger Giftstoffe die Zellsysteme des Körpers belasten, desto besser ist nicht nur die Fruchtbarkeit, sondern auch die Erbsubstanz.

• Ama kann dadurch zustandekommen, daß sogenanntes »Agni« (die Verdauungskraft des Körpers) nicht ausreicht, um die angebotene Nahrung im Stoffwechsel zu verarbeiten.

• Es kann sich aber auch um Schadstoffe aus der Umwelt handeln, z.B. Pestizide, Schwermetalle, Gifte durch Tabakrauch, Drogen oder Alkohol.

• Ama kann auch »geistigen« Ursprungs sein und entstehen, wenn wir unsere innere Harmonie verlieren. Dann entstehen körpereigene Stoffe, z. B. Streßhormone, die die Körperchemie negativ beeinflussen.

Wenn der Körper rein von Ama ist, das Gleichgewicht der Elemente und ein Zustand des harmonischen Gleichgewichts eingetreten ist, kommt sogenanntes »Ojas« zum Vorschein. Ojas ist die »Strahlkraft der Seele«, eine Größe, die unser westliches Gesundheitssystem bislang nicht kennt. Ojas wird im Ayurveda als Bindeglied zwischen Körper und Geist verstanden. Diese »Substanz« hat in der Vorstellung der Ayurveda-Medizin eine so feine Struktur, daß sie gleichzeitig Bewußtsein und Materie ist. Sie schafft die Voraussetzung für körperliche und geistige Fruchtbarkeit.

Agni beseitigt Ama

Mit »Agni« meint man die Verdauungskräfte des Körpers. Dazu gehören das Aufschließen der Nahrung durch Enzyme im Magen-Darm-Trakt, aber auch die Stoffwechselprozesse in jeder einzelnen Zelle. Je intensiver Agni arbeitet, desto weniger Ama belastet den Organismus.

ZEHN-TAGE-KUR ZUR ENTGIFTUNG

Egal, wieviel Ama (Giftstoffe) sich im Körper angesammelt hat: Nach der Ayurveda-Lehre sollten Mann und Frau vor der Empfängnis ihr Körpergewebe gründlich reinigen. Die Zehn-Tage-Kur wirkt genauso wie eine Vollfastenkur, ist für den Organismus jedoch wesentlich schonender und bewahrt das Gleichgewicht. Sie besteht aus einer sehr reduzierten Ernährung und dem Trinken von heißem Wasser. Das sind die Bestandteile im einzelnen:

- Zitronen-Drink auf nüchternen Magen. Trinken Sie eine halbe Stunde vor dem Frühstück ein lauwarmes Glas Wasser mit ein bis zwei Teelöffeln frisch gepreßtem Zitronensaft und einem Teelöffel Honig.
- Leichtes Frühstück. Trinken Sie einen frisch gepreßten Fruchtsaft, oder lassen Sie das Frühstück ganz ausfallen.
- Mittagessen. Dies sollte eine vollständige und ausgewogene Mahlzeit sein, die Sie psychisch und körperlich absolut zufriedenstellt. **Hinweis:** Eingefleischte Ayurveda-Anhänger würden ein leicht verdauliches Gericht mit

Ojas verbindet Geist und Materie

»Ojas« ist in der ayurvedischen Vorstellungswelt das Bindeglied zwischen Körper und Geist – die »Strahlkraft der Seele«. Sie hat eine so feine Struktur, daß sie gleichzeitig Bewußtsein und Materie ist. Die systematische Entgiftung aller Körpergewebe läßt Ojas vermehrt in den Organismus einfließen und stärkt die Fruchtbarkeit.

»Dal« (Bohnensuppe), Reis, Milch oder »Lassi« (Joghurtgetränk) einnehmen, das sie mit allen essentiellen Aminosäuren versorgt.

• Zitronen-Drink am Nachmittag. Siehe morgens.

• Leichtes Abendessen. Ideal wäre eine frisch zubereitete Gemüsesuppe, die Sie ruhig schärfer würzen sollten, z.B. mit Ingwer, Cumin oder Pfeffer. Als Alternative können Sie sich einen frischen Obst- oder Gemüsesaft, am besten aus Karotten oder Rote Bete, zubereiten.

• Alle halbe Stunde ein paar Schluck heißes Wasser. Es sollte so heiß sein, daß Sie es gerade trinken können, sollte aber vorher zehn Minuten lang gekocht haben. Dadurch wird es leichter verdaulich. Für den Erfolg der Kur ist nicht die Menge des Wassers wichtig, sondern die möglichst hohe Temperatur beim Trinken. Wenn Sie zwischendurch Durst haben sollten, können Sie die Trinkpausen verkleinern. Aber bitte nicht zu viel trinken, weil das die Verdauungssäfte zu sehr verdünnen würde.

• Im Anschluß: ab und zu ein Flüssigkeitstag. Sie können die positive Wirkung der Zehn-Tage-Kur aufrechterhalten, indem Sie bis zum Beginn der Schwangerschaft einmal wöchentlich einen Flüssigkeitstag einlegen. Der Ablauf des Flüssigkeitstages funktioniert ähnlich wie während der Zehn-Tage-Kur, aber mit zwei Ausnahmen:

Kochen verdünnt das Wasser

Chemische Analysen zeigen, daß Wassermoleküle, die normalerweise in Clustern (Molekülverbänden) von 8.000 bis 10.000 zusammenhängen, durch längeres Kochen nur noch Cluster von ein bis zwei Molekülen bilden. Das Wasser kann dann leichter Darm- und Zellmembranen passieren. Außerdem werden dadurch zusätzliche Elektronen-Brückenverbindungen freigesetzt, die die Giftstoffe viel besser binden können, so daß sie mit dem Wasser ausgeschieden werden können.

• Leichtes Mittagessen: Eine warme Gemüse- oder dünne Getreidesuppe.
• Kein Zitronen-Drink am Nachmittag.
Hinweis: Während der Schwangerschaft ist ein Flüssigkeitstag nicht zu empfehlen.

Das schönste sind die Ölgüsse
Eine wichtige – und angenehme – Rolle im Ayurveda spielen spezielle Behandlungen, die das Wohlbefinden stärken sollen: Entspannungsbäder, Kräuterdampfpackungen, Ölgüsse und Ölmassagen.

PANCHAKARMA FÜR DIE ELTERN IN SPE

Die sogenannten »Panchakarma«-Behandlungen werden unter ärztlicher Aufsicht in Ayurveda-Zentren durchgeführt. Sie reinigen den Körper systematisch von Toxinen, die durch ungesunde Lebensweise oder Umweltschadstoffe in den Körper gelangt sind, und schaffen damit die Voraussetzungen für gute Erbanlagen. Chemische Analysen der verwendeten Öle zeigen, daß Kadmium, Blei und Quecksilber aus dem Körper geschleust werden. Panchakarma hebt damit auch die Qualität der Muttermilch.
Gleichzeitig fördern sie die Fruchtbarkeit von Mann und Frau. Panchakarma (Sanskrit: fünf Handlungen) läuft in logisch aufeinander aufbauenden und sich ergänzenden Schritten ab.
• Zunächst werden dem Organismus leichtverdauliche Fette zum Lösen der Giftstoffe angeboten, das regt den Stoffwechsel an. Dann folgen • Wärmeanwendungen zum Ausscheiden der Amas, • die Darmreinigung sowie • tägliche Ölbehandlungen.

AYURVEDA-KÜCHE FÜR DIE FRUCHTBARKEIT

Die ayurvedische Lehre geht davon aus, daß verschiedene Konstitutionstypen eine unterschiedlich starke Verdauungskraft haben und ihre Nahrung danach bemessen sollten. Deshalb werden sämtliche Nahrungsmittel hinsichtlich ihrer Wirkung auf Körper und Geist nach den drei »Doshas« (Grundkräften des Sanskrit) kategorisiert. Die Kunst der Nahrungsauswahl besteht darin, ein Essen zusammenzustellen, das die Doshas in ein harmonisches Gleichgewicht bringt.

So braucht ein »Vata«-Typ, der als sehr sensibel und nervös gilt, Nahrung, die ihn »erdet«, ihm also fehlendes »Kapha« liefert (süße Milch, Ghee, d. h. geklärte Butter, oder leicht verdauliche Vollkornprodukte). Einen »Kapha«-Menschen hingegen würde diese Nahrung noch phlegmatischer machen, als er ohnehin schon ist. Er braucht statt dessen stärker gewürzte Speisen mit geringem Fettanteil. Der unternehmungslustige, leicht erregbare »Pitta«-Typ wiederum braucht süße Speisen und verträgt nichts Saures. Bei falscher Ernährung neigt er dazu, vorzeitig »auszubrennen«. *(Weitere Rezepte finden sich im »Großen Buch der Fruchtbarkeit« ab S. 127ff.)*

RASAYANAS – LEBENS- UND FRUCHTBARKEITSELIXIERE

»Rasayanas« ist der Sammelbegriff für Substanzen, die den Stoffwechsel unterstützen. Nach ayurvedischem

INFO-HOTLINE

Die Deutsche Gesellschaft für Ayurveda, Wildbadstr. 201, 56841 Traben-Trarbach, gibt Informationen über ayurvedische Kliniken, Meditationsmöglichkeiten und Bezugsquellen für ayurvedische Produkte, gegen Beilage von 2,20 DM Porto. Für ein Gesamt-Info-Paket bitte 10,-DM Porto beilegen.

Verständnis verbessern Rasayanas u. a. auch die Fruchtbarkeit und schützen die Erbsubstanz. Wenn Vater und Mutter älter sind, sollen diese Präparate die schädlichen Wirkungen des Alterungsprozesses auf die Keimzellen reduzieren.

Wunderbare »Rasayanas«

»Rasayana« bedeutet übersetzt »richtige Bewegung der Nahrung nach der Verdauung«. Das heißt, der Stoffwechsel wird so optimiert, daß der Körper ideal mit Nährstoffen versorgt wird und sich keine Giftstoffe ablagern.

Als wahres Wundermittel gilt das Kräuterpräparat »Amrit Kalash« (Nektar der Unsterblichkeit). In rund 40 Studien wurde die vorbeugende Wirkung von Amrit Kalash nachgewiesen: Es schützt vor Krebs, Allergien, Arterienverkalkung, Depressionen, Infekten und gilt als eines der wirksamsten Antioxidantien (Radikalfänger). Ein japanischer Immunologe fand heraus, daß Amrit Kalash effektiver als 500 zuvor getestete Substanzen Freie Radikale bindet. Es ist nach Untersuchungen der Ohio State University tausendmal so wirksam wie Vitamin C.

KRÄUTER FÜR DIE FRUCHTBARKEIT

Der Einsatz von Heilkräutern hat sich trotz des Siegeszugs der modernen Medizin bis heute behaupten können. Im Augenblick erlebt die Kräuterheilkunde – wie andere ganzheitliche Naturtherapien – eine Renaissance. Sie kann eine sanfte Alternative oder aber eine Ergänzung zu anderen Behandlungsmethoden sein. Sie unterstützt das weibliche und männliche Hormonsystem, stärkt die Fortpflanzungsorgane und hilft bei Schwäche- und Ermüdungszuständen.

Moderne wissenschaftliche Forschungen bestätigen das traditionelle Wissen von der Heilkraft der Pflanzen. Schon in ältesten Zeiten wurden aus Pflanzen gewonne-

Mönchspfeffer
Wirkt normalisierend auf den weiblichen Hormonhaushalt und unterstützt den Gelbkörper des Eierstocks. Er hat eher eine progesteron- als östrogenähnliche Wirkung, hilft bei Menstruationsproblemen und stellt das Hormongleichgewicht nach der Pille wieder her.

ne Arzneimittel für die Behandlung sexueller Funktionsstörungen eingesetzt. Brennessel, Blütenpollen, Salbei, Wermut, Anis u. a. enthalten hormonähnliche Substanzen, die z. B. die Blutversorgung der Organe und Gewebe verbessern. Außerdem wird ihnen eine aphrodisierende Wirkung nachgesagt. Im folgenden ein Überblick über die wichtigsten Kräuter für eine verbesserte Fruchtbarkeit bei Mann und Frau.

Kräuter zur Harmonisierung des weiblichen Hormonsystems:

• Mönchspfeffer, • Shatavari, • Chinesische Engelwurz, • Wilde Yamswurzel, • Falsches Einkorn • Seetang.

Falsches Einkorn
Heilkraut der Indianer, das bei Eierstock- und Uterusleiden, bei weiblicher Unfruchtbarkeit und Potenzstörungen beim Mann eingesetzt wird.

Kräuter zur Harmonisierung des männlichen Hormonsystems:

• Ginseng, • Sabal, • Wilde Yamswurzel, • Seetang, • Ashwagandha, • Falsches Einkorn.

Kräuter-Fruchtbarkeitstee für Frauen

Zu gleichen Teilen Frauenmantel, Falsches Einkorn, Chinesische Engelwurz, Ingwer, Wilde Yamswurzel und Himbeerblätter sowie einen halben Teil Süßholz. Trinken Sie einen Tee aus dieser Kräutermischung mehrere Monate lang dreimal täglich, bis die Energie sich wiederhergestellt hat und der Zyklus normal ist.

Kräuter für Vitalität bei Mann und Frau:

• Ashwagandha (für Männer), • Chinesische Engelwurz (für Frauen), • Ginseng, • Zimt, • Shatavari, • Ingwer.

Kräuter zur Stärkung des Fortpflanzungssystems:

• Rebhuhnbeere, • Chinesische Engelwurz (für Frauen), • Ashwagandha (für Männer), • Shatavari, • Falsches Einkorn, • Wilde Yamswurzel, • Ginseng.

Wo bekommt man Kräuter?

Sie finden Kräuter in Gemüseläden, im Asien-Shop und in Apotheken.
Darüber hinaus gibt es Direktversender, bei denen Sie auch exotischere Kräuter und Kräuterprodukte bekommen.
Fordern sie vorher Produktlisten an:

• Kräuterzauber, Daniel Rühlemann, Auf dem Berg 140, 27367 Horstedt, Rotenburg/Wümme Tel.: 04288/928558

• Alraun Kräuterversand, Herbert Böttcher, Stationsweg 10, NL 5973, RH Lottum, Tel.: 0031/773665090, Fax: 0031/773665091

• Herbal Apothecary, 103 High Street, Syston/Leicester, LE7 1GQ/United Kingdom, Tel.: 0044-116-260 26 90, Fax: 260 27 57.

• SEVA Akademie, Leutstettener Str. 67a, 81477 München, Tel.: 089/780 97 77, Fax: 089/780 97 76.

Ingwer

Kreislaufanregendes und krampflösendes Mittel. Die Wurzel hilft bei verzögerter und zu geringer Periodenblutung, lindert Schmerzen beim Eisprung und stärkt die Fortpflanzungsorgane.

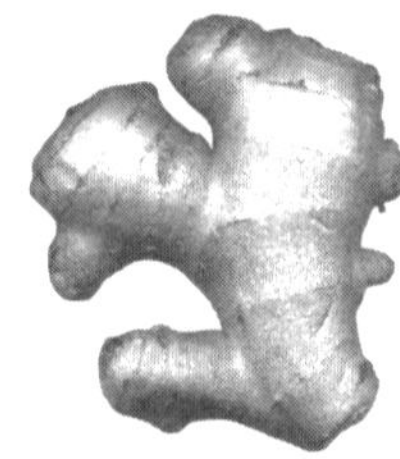

Ginseng

Traditionelles Tonikum der chinesischen Medizin, das bei Altersbeschwerden, Streß- und Erschöpfungszuständen Anwendung findet. Ginseng stimuliert u. a. die Libido, vor allem, wenn die Unlust auf nervliche Anspannung oder Überarbeitung zurückzuführen ist.

5. KAPITEL
KOCHEN FÜR FITNESS UND FRUCHTBARKEIT

Sie wissen nun, welche Bausteine für eine rundum gesunde Ernährung notwendig sind und welche Vitalstoffe und bioaktive Substanzen Ihre Fruchtbarkeit steigern. Wir haben Ihnen auch die jeweils besten Quellen genannt, aus denen Sie sich mit diesen Stoffen versorgen können.

Damit Sie unsere Ernährungsempfehlungen noch leichter umsetzen können, haben wir beispielhaft fünfzig Rezepte entwickelt: Vollwertige Frühstücksrezepte, gehaltvolle Zwischenmahlzeiten, Hauptgerichte mit und ohne Fleisch bis hin zu gesunden Desserts.

Voraussetzung bei allen Rezepten ist natürlich, daß Sie möglichst frische Lebensmittel kaufen und nicht etwa Supermarktware, die schon mehrere Tage im Kühlregal liegt und bereits stark an Nährwert verloren hat. Wer es sich leisten kann, sollte Lebensmittel aus ökologischem Anbau kaufen. Sie sind wesentlich weniger belastet und nährstoffreicher – auch wenn sie vielleicht nicht so makellos aussehen wie konventionelle Ware.
Bei jedem Rezept haben wir die Anteile an Vitalstoffen berechnet. Die Ergebnisse finden Sie in der Tabelle auf den beiden Buchinnenklappen.

Vegetarier könnten an unserer Fruchtbarkeitsküche Anstoß nehmen, denn sie umfaßt auch Fisch- und Fleischrezepte. Diese Lebensmittel enthalten aus ernährungsphysiologischer Sicht unverzichtbare Vitalstoffe, die eine rein pflanzliche Kost in dieser Konzentration nicht bietet. So liefert Fleisch gut verwertbares Eisen und Vitamine der B-Gruppe, vor allem Vitamin B12. Die empfohlene Tagesdosis für Frauen an Vitamin B 3 (Niacin) beispielsweise ist in 150 g magerem Putenfleisch enthalten – alternativ müßten Sie 2,5 kg gekochten Rosenkohl zu sich nehmen.

Mit etwas Erfahrung lassen sich die Rezepte zwischendurch auch abwandeln oder anders kombinieren. Bringen Sie Ihren ganz persönlichen Touch in die Fruchtbarkeitsküche!

Wegen der unerwünschten Begleitstoffe (Cholesterin, Fette, Purine) gilt dennoch: Eine Hauptmahlzeit mit Fleisch pro Woche ist genug. Beim teureren Bio-Fleisch kaufen Sie die Garantie mit, daß keine Hormone, Arzneimittel oder Tiermehle verfüttert wurden. Frischer Seefisch sollte zweimal in der Woche auf dem Speiseplan stehen, denn damit nehmen Sie wertvolles Jod, Vitamin D sowie ungesättigte Fettsäuren zu sich. Wer seine fleischlosen Grundsätze nicht für die begrenzte Zeit einer Fruchtbarkeitsdiät aufgeben will, kann sich an unsere vegetarischen Rezeptvorschläge halten – und eventuell gezielt Nährstofftabletten zu sich nehmen *(Vgl. Kap. 3, S. 83)*.

EINKAUFSEMPFEHLUNGEN

Viele Menschen haben die fade Massenware aus dem Supermarkt im wahrsten Sinne des Wortes satt. Wer aromatische, vitaminreiche Gemüse aus biologischem Anbau kocht oder ein Stück Fleisch aus artgerechter Tierhaltung zubereitet, lebt nicht nur gesünder, sondern kann das Essen auch besser genießen.

• Kaufen Sie überwiegend heimische Ware, bevorzugt aus biologischem Anbau. Bei kurzen Transportwegen ist der Nährstoffverlust am geringsten. Vermeiden Sie möglichst Treibhausware, die es rund ums Jahr gibt. Gewächshaustomaten schmecken im Winter wässrig, weil ihnen das Sonnenlicht fehlt. Die verschiedenen Kohlarten, Kürbisse, Schwarzwurzeln und alte, in Vergessenheit geratene Wintergemüse wie Topinambur, Pastinaken oder Petersilienwurzeln können in dieser Zeit Ihren Speisezettel bereichern, ebenso wie Lagergemüse (Kartoffeln, Zwiebeln).
Ende 1996 wurden die Grenzwerte für den Nitratgehalt im Kopfsalat deutlich reduziert. Nun dürfen in 1 kg Salat im Sommer noch 2500 Milligramm Nitrat enthalten sein, im Winter aber immer noch 3500 mg/kg. Dahinter stecken wirtschaftliche Interessen. Im Sommer baut das Sonnenlicht diesen Stoff ab. Außerhalb der Saison benötigen die Treibhausbetreiber höhere Grenzwerte, um überhaupt liefern zu dürfen. Weichen Sie in dieser Zeit auf Chicoree, Endivien und Kresse aus. Machen Sie Salatsauce mit Zitronensaft an, denn das Vitamin C wirkt als Nitratbremse. Unserer Saisontabelle auf den Seiten 112-113 können Sie die Erntezeiten der gängigen Obst- und Gemüsesorten entnehmen.

• Produkte aus südlichen Ländern werden häufig unreif geerntet. Beim Nachreifen ohne Sonneneinwirkung können solche Früchte nicht ihren vollen Nährstoffgehalt entfalten. Es ist nachgewiesen, daß Pflanzen den größten Teil ihrer Vitamine, Mineralstoffe und Spurenelemente erst in der letzten Reifungsphase einlagern. Zu diesem Zeitpunkt befinden sie sich aber schon auf dem Weg zu uns. Noch vor zehn Jahren enthielt Brokkoli ein Drittel mehr Beta-Carotin und doppelt so viel Folsäure wie heute, ein Apfel sogar 80 Prozent mehr Vitamin C. Schuld an diesem Trend sind auch die Überdüngung der Böden sowie veränderte Wachstumsbedingungen der Pflanzen.

• Meiden Sie Konservenkost. Tiefgekühlte unverarbeitete Lebensmittel sind nur zu empfehlen, wenn es sich um das reine Gemüse, und nicht um Halbfertig- oder Fertiggerichte handelt. Bedenken Sie jedoch: Die Industrie verwendet Zusatzstoffe, die ein besseres Aussehen und einen intensiveren Geschmack bewirken. So sind beispielsweise Tiefkühlerbsen in der Regel geschmacksverstärkt.

Mehr Muße

Bei jedem dritten Bundesbürger kommen mindestens zweimal pro Woche Konserven und Tiefgekühltes auf den Tisch, hat die Gesellschaft für Konsumforschung herausgefunden. Unsere Eßkultur ist durch die Alltagshetze bestimmt. Dabei wäre etwas mehr Muße gut für Leib und Seele.

SO BLEIBEN DIE NÄHRSTOFFE BEIM KOCHEN ERHALTEN

• Verbrauchen Sie Gemüse und Obst möglichst umgehend. Lange Lagerzeiten bewirken einen Abbau der Nährstoffe. Auch eine schonende Zubereitung der Rohstoffe ist wichtig.

• Bereiten Sie Lebensmittel immer erst kurz vor dem Verzehr zu. Waschen Sie Gemüse nur kurz unter fließendem Wasser ab: Viele Vitamine sind wasserlöslich. Kartoffeln sollten Sie möglichst oft als Pellkartoffeln zubereiten. Salzkartoffeln haben 30 bis 40 Prozent der Nährstoffe eingebüßt, Pellkartoffeln dagegen nur etwa drei bis fünf Prozent.

• Halten Sie die Speisen nicht lange warm. Hohe Temperaturen und lange Garzeiten führen ebenfalls zu Nährstoffverlusten.

Tip:

Essen Sie viel rohes Obst und Gemüse. Es enthält wichtige Zellschutzstoffe. Zudem bleiben Vitamine und Enzyme in unerhitztem Zustand am besten erhalten. Rohkost-Gemüse schmeckt besonders gut mit einem Quark- oder Joghurt-Kräuter-Dip.

Tip:
Gutes Gemüse braucht zur Abrundung des Geschmacks höchstens ein paar frische Kräuter, und vielleicht etwas vegetarische Brühe. Fisch und Fleisch können im eigenen Saft schmoren.

• Kochen ist als Garverfahren für Gemüse weniger geeignet, da es die wasserlöslichen Nährstoffe zerstört. Am schonendsten ist das Dünsten von Gemüse bei geringer Hitze mit wenig Wasser, einer geringen Menge Fett und ohne Kochsalz. Gemüse darf gern noch bißfest sein. Alternativ ist Druckgaren oder Dämpfen im Druckkochtopf zu empfehlen. Gießen Sie das Garwasser mit den ausgeschwemmten Mineralstoffen und Spurenelementen nicht weg, sondern verwenden Sie es als Grundlage für Suppen und Saucen.

• Beim Kochen im Wok, dem »Sautieren« oder »Pfannenrühren« , wird kleingeschnittenes Gemüse mit wenig Fett unter ständigem Rühren gegart. Dadurch sind trotz der hohen Pfannentemperatur die Vitaminverluste sehr gering. Mineralstoffe und Spurenelemente gehen nicht verloren.

• Für Fisch und Fleisch sind schonendes Schmoren oder Dünsten die besten Garmethoden. Braten Sie Fisch- bzw. Fleischstücke nur kurz an, und verwenden Sie den ausgetretenen Saft weiter. Salzen Sie sparsam, verwenden Sie wenig Fett, verzichten Sie auf stark fettsaugende Panaden. Erhitzen sie Fette nicht so stark, daß sie in der Pfanne verdampfen. Darunter leidet der Vitamin E-Gehalt, außerdem entstehen gefährliche Peroxide.

Tip:
Essen Sie pro Tag vier bis fünf Kartoffeln. Sie nehmen damit hochwertiges Eiweiß, Stärke, viel Vitamin C und B1, Mineral- und Ballaststoffe zu sich. Denken Sie daran: Ihr Eiweißbedarf sollte sich zu zwei Dritteln aus pflanzlichen Proteinen ergeben.

DER ERNÄHRUNGSKREIS

Eine ausgewogene Ernährung mit ausreichenden Mengen an Nähr- und Vitalstoffen ist die Basis der Fruchtbarkeitsdiät. Durch die Kombination der verschiedenen Lebensmittel soll der Körper optimal versorgt werden, denn kein Lebensmittel, mit Ausnahme der Muttermilch, enthält für sich genommen alle lebensnotwendigen Stoffe. Der Ernährungskreis der Deutschen Gesellschaft für Ernährung (DGE) hilft Ihnen, Ihre Eßgewohnheiten zu überprüfen. Alle Lebensmittel sind hier in sieben Gruppen eingeteilt. Ihrem mengenmäßigen Anteil im Kreis entsprechend sollten sie täglich in der Nahrung enthalten sein.

Genußvolles, gesundes Essen – die optimale Zusammensetzung

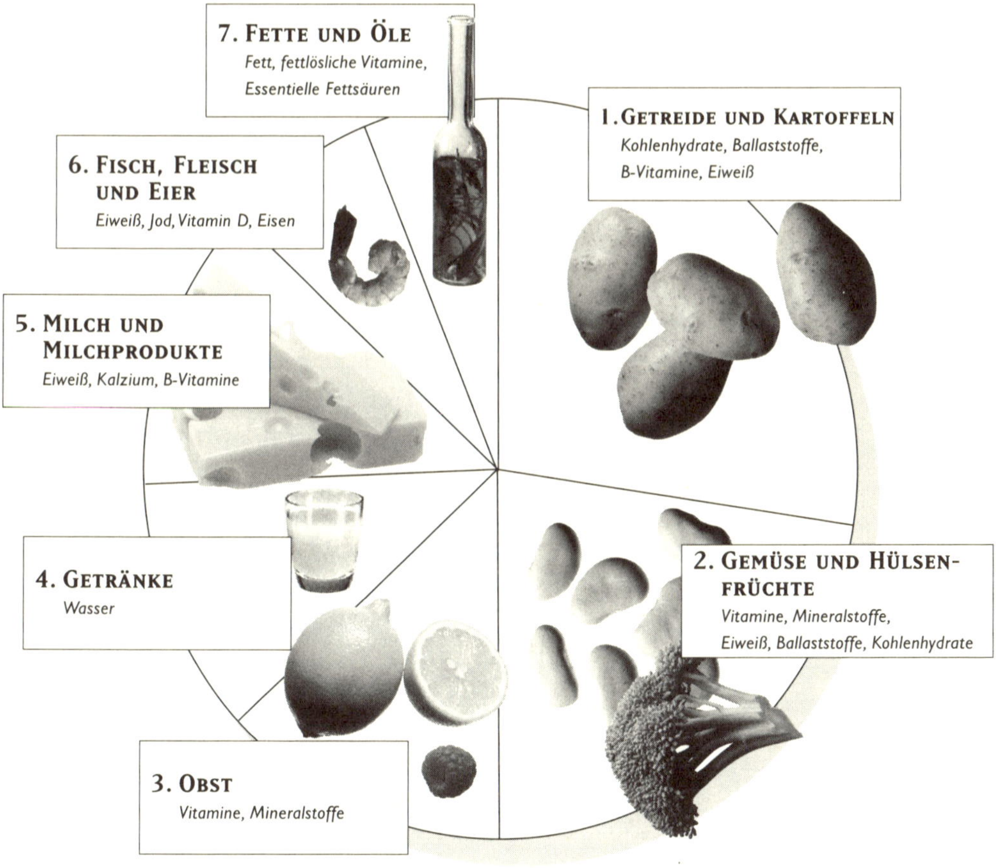

Täglich Lebensmittel aus allen Gruppen wählen: Reichlich aus den Gruppen 1-5 und sparsam aus den Gruppen 6 und 7.

Nehmen wir uns ein Beispiel an unseren europäischen Nachbarn: Italiener essen dreimal mehr Gemüse und Obst als wir, die Franzosen schaffen immerhin noch doppelt so viel.

• Pflanzliche Erzeugnisse sollten den größten Teil Ihrer Nahrung ausmachen. Es ist empfehlenswert, täglich etwa 500 g Obst und Gemüse zu essen, bzw. als frischgepreßten Obst- oder Gemüsesaft zu trinken. Obst, Gemüse, Salate, vollwertige Getreideprodukte und Kartoffeln sind mit annähernd 70 Prozent im Ernährungskreis vertreten.
Am besten essen Sie mittags und abends vor dem Hauptgang frischen Salat, frisches rohes Gemüse oder Obst. Die Enzyme unterstützen die Verdauung. Bevorzugen Sie dunkelgrünes, dunkelgelbes und dunkelrotes Gemüse, denn es enthält besonders viele Vitamine, Enzyme, Mineralstoffe, Spurenelemente und Bioaktivstoffe. VegetarierInnen sollten ausreichend Hülsenfrüchte essen, um ihren Mangel an Vitamin B 12, Zink sowie Eisen auszugleichen.

Der Einkauf auf dem Wochenmarkt braucht Zeit. Dafür bekommt man aromareiche und frische Produkte aus der Region.

• Trinken Sie täglich 2,0 bis 2,5 Liter Flüssigkeit. Bevorzugen Sie kalorienarme bzw. -freie Getränke. Dazu zählen in erster Linie (natriumarmes) Mineralwasser, ungesüßte Kräuter- und Früchtetees, (fettarme) Milch, Buttermilch und Gemüsesäfte. Auch Brottrunk ist von hohem gesundheitlichen Wert – durch seine Aminosäuren, Vitamine, Mineralstoffe und den hohen Gehalt an rechtsdrehender Milchsäure.
Ersetzen Sie raffinierten Weißzucker und reinen Traubenzucker durch geringe Mengen von Ahornsirup, Honig oder Rohzucker.

Wundern Sie sich nicht, wenn Sie nach einem Haferflocken-Müsli »der Hafer sticht«. Die »psychotrope« Wirkung des Hafers ist gesichert: Er enthält hormonartige Wirkstoffe, die übermütig machen können.

• Essen Sie wenig, aber dafür hochwertiges pflanzliches Fett, nicht mehr als insgesamt 70 bis 80 g pro Tag. Denken Sie daran: Die ungesättigten Fettsäuren sollten zu zwei Dritteln, die gesättigten zu einem Drittel vertreten sein. Die hochwertigen Fette werden in jeder Zelle unseres Körpers gebraucht *(vgl. dazu auch S. 42 ff.)*. Wählen Sie Margarinesorten und Öle mit mehrfach ungesättigten

Fettsäuren wie Olivenöl, Sonnenblumenöl, Leinöl, Nußöl und Weizenkeimöl. Die meisten Nahrungsmittel, die wir im Laufe des Tages zu uns nehmen, enthalten allerdings gesättigte Fettsäuren. Es ist nahezu unmöglich, den gewünschten Anteil an ungesättigten Fettsäuren über die normale Nahrungsaufnahme zu erzielen. Die Deutsche Gesellschaft für Nährstoffmedizin empfiehlt daher, jeden Morgen 2 Eßlöffel hochwertiges Fett (1EL Öl = 8-10g Fett) nach folgendem Rezept zu sich zu nehmen.

Dr. Gehrings Multi-Öl

400ml kaltgepreßtes Leinöl, 100ml kaltgepreßtes Olivenöl mischen und in eine dunkle Flasche geben. Im Dunklen und kühl lagern (z. B. Kühlschrank). Leinöl enthält eine hohe Konzentration an mehrfach ungesättigten Fettsäuren, Olivenöl an einfach ungesättigten Fettsäuren. Sie können diese Ölmischung auch über den Tag verteilt zu sich nehmen, beispielweise als Basis für eine Salatsauce.

• Achten Sie auf versteckte Fette, wie sie z. B. in Wurst, Käse, Fleisch, Eiern, Vollmilchprodukten, Sahne und Schokolade enthalten sind. Bevorzugen Sie mageres Fleisch. Schneiden Sie sichtbares Fett vom Fleisch ab. Nehmen Sie öfter fettreduzierte Milchprodukte zu sich. Wählen Sie beim Einkauf fettarme Nahrungsmittel. Wählen Sie häufiger Joghurtprodukte. Meiden Sie fettreiche Saucen, Mayonnaisen und Brotaufstriche sowie fritierte und in Fett gebackene Nahrungsmittel, z. B. Pommes Frites, Kartoffelchips, Erdnußchips.

• Decken Sie Ihren Bedarf an tierischem Eiweiß, der etwa ein Drittel der gesamten Eiweißmenge ausmacht, vorwiegend aus Milchprodukten, darunter Frischkäse und Quark sowie Produkte mit rechtsdrehender Milchsäure.

SAISONTABELLE

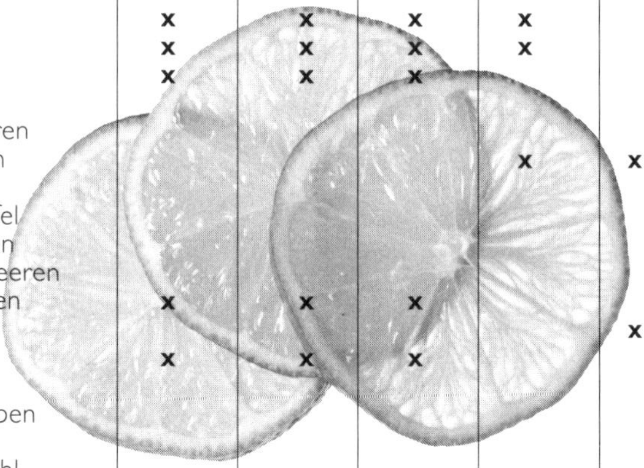

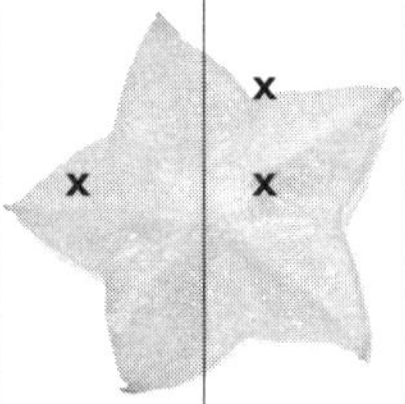

		Jan.	Feb.	März	Apr.	Mai	Juni
OBST	Ananas	x	x	x	x		
	Äpfel	x	x	x	x		
	Avocados	x	x	x			
	Birnen						
	Brombeeren						
	Erdbeeren				x	x	x
	Feigen						x
	Granatäpfel						x
	Himbeeren						
	Johannisbeeren						
	Mandarinen	x	x	x			
	Melonen					x	x
	Orangen	x	x	x			
	Quitten						
	Weintrauben						
GEMÜSE	Blumenkohl						
	Bohnen, grün						x
	Brokkoli						
	Chicorée	x	x	x	x		
	Endivien						x
	Erbsen, grün						
	Feldsalat	x	x	x			
	Grünkohl	x	x	x			
	Gurken						x
	Kohlrabi					x	x
	Kopf-/Eisbergsalat					x	x
	Kürbis						
	Lauch					x	x
	Maiskolben						
	Mangold					x	x
	Meerrettich	x					
	Möhren	x	x	x			x
	Paprika						
	Radieschen					x	x
	Rettich						
	Rhabarber				x	x	x
	Rosenkohl						
	Rote Bete						
	Rotkohl	x	x	x			
	Schwarzwurzeln	x	x				
SALAT	Batavia					x	x
	Chinakohl	x	x	x			
	Eichblattsalat						x
	Eisbergsalat					x	x
	Feldsalat						
	Frisée						x
	Kopfsalat				x	x	x
	Löwenzahn			x	x	x	
	Raddichio	x	x	x	x	x	
	Rauke			x	x	x	x

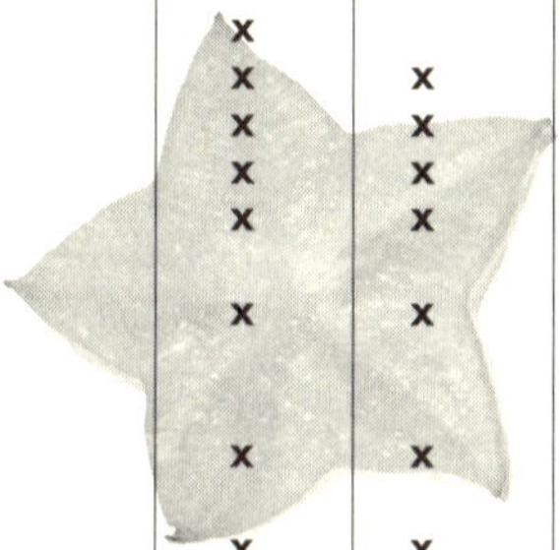

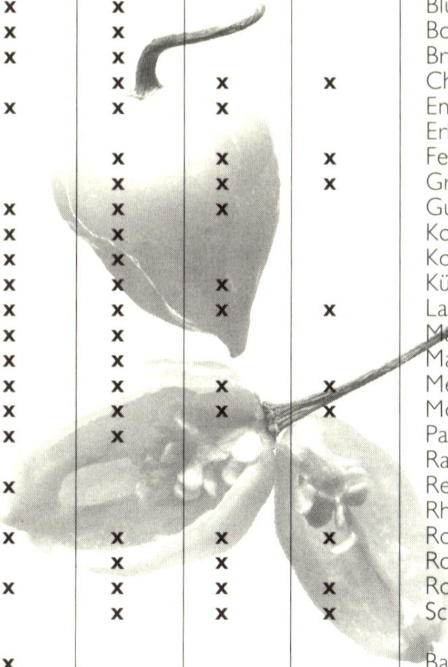

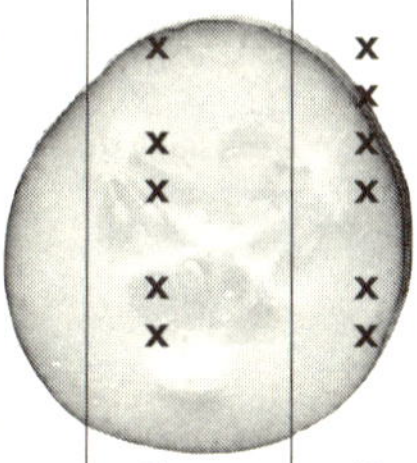

Juli	Aug.	Sept.	Okt.	Nov.	Dez.	
						OBST
	x	x	x	x	x	Ananas
	x	x	x	x	x	Äpfel
			x	x	x	Avocados
	x	x	x	x	x	Birnen
	x	x				Brombeeren
x						Erdbeeren
x	x	x				Feigen
x	x	x	x	x	x	Granatäpfel
x	x					Himbeeren
x	x					Johannisbeeren
				x	x	Mandarinen
x	x	x	x			Melonen
				x	x	Orangen
			x	x	x	Quitten
x	x	x	x			Weintrauben
						GEMÜSE
x	x	x	x			Blumenkohl
x	x	x	x			Bohnen, grün
	x	x	x			Brokkoli
			x	x	x	Chicorée
x	x	x	x	x		Endivien
x	x					Erbsen, grün
			x	x	x	Feldsalat
			x	x	x	Grünkohl
x	x	x	x	x		Gurken
x	x	x	x			Kohlrabi
x	x	x	x			Kopf-/Eisbergsalat
x	x	x	x	x		Kürbis
x	x	x	x	x	x	Lauch
	x	x	x			Maiskolben
x	x	x	x			Mangold
		x	x	x	x	Meerrettich
x	x	x	x	x	x	Möhren
x	x	x	x			Paprika
x						Radieschen
x	x	x				Rettich
x						Rhabarber
	x	x	x	x	x	Rosenkohl
			x	x		Rote Bete
x	x	x	x	x	x	Rotkohl
			x	x	x	Schwarzwurzeln
						SALAT
x	x	x				Batavia
		x	x	x	x	Chinakohl
x	x	x				Eichblattsalat
x	x	x	x			Eisbergsalat
			x	x	x	Feldsalat
x	x	x				Frisée
x	x	x	x			Kopfsalat
						Löwenzahn
			x	x	x	Raddichio
x	x	x	x			Rauke

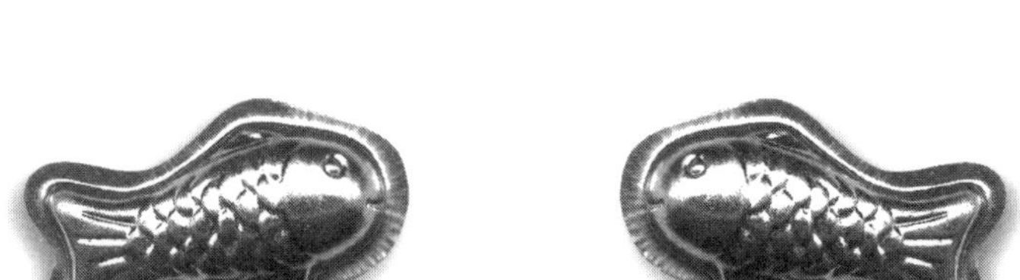

REZEPTE

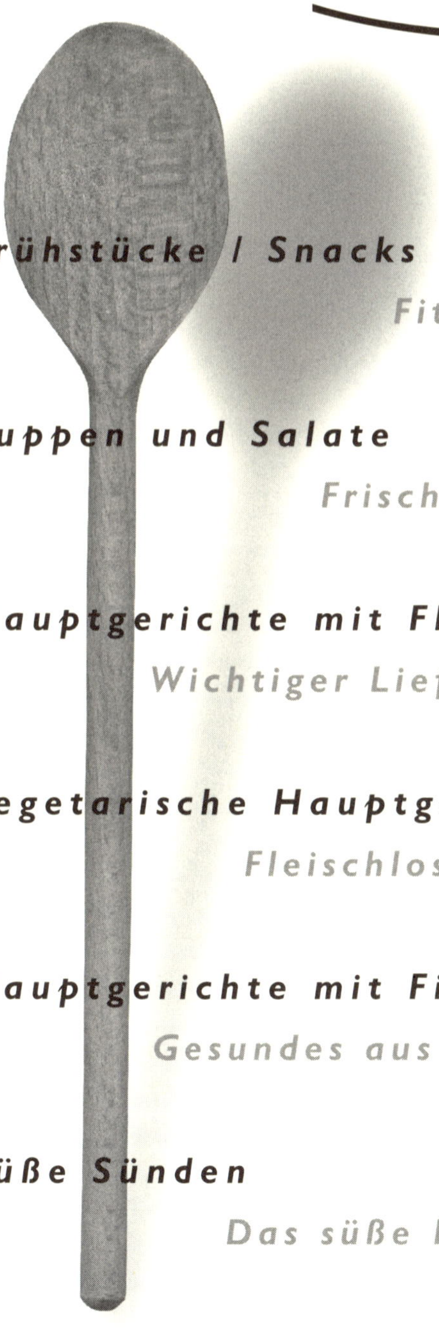

Frühstücke / Snacks

Fit in den Tag

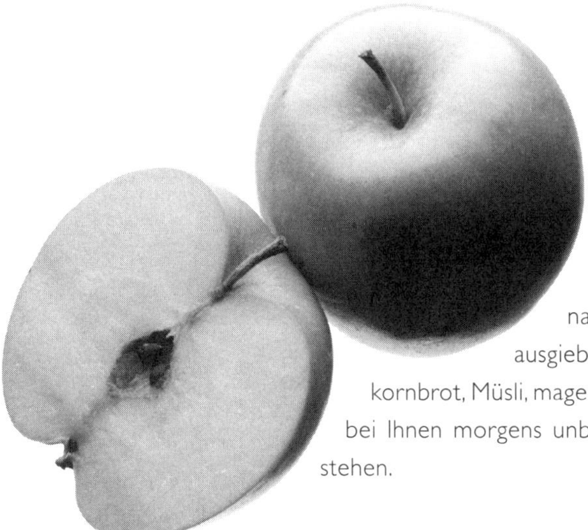

Eine Tasse Kaffee im Stehen, ein Hörnchen oder ein Brötchen beim Bäcker – ein rasantes Frühstück ist heutzutage die Regel, jedoch die falsche. Sie dürfen beim Frühstück richtig zuschlagen, denn unser Körper ist nach der langen Nacht auf eine ausgiebige Mahlzeit vorbereitet. Vollkornbrot, Müsli, magere Wurst oder Schinken* sollten bei Ihnen morgens unbedingt auf dem Frühstückstisch stehen.

Am besten beginnen Sie den Tag mit einem selbstgemahlenen Müsli, das Sie über Nacht einweichen lassen. Mit einem Flocker – der kleinsten Getreidemühle, die sogar reisetauglich ist – können Sie nicht nur Haferflocken, sondern sämtliche Getreidearten zu Flocken quetschen. Kombiniert mit Nüssen, frischem Obst, Joghurt und einem Eßlöffel Keimöl (mehrfach ungesättigte Fettsäuren!) schmeckt es konkurrenzlos gut. So bekommt Ihr Körper gleich morgens neben den wichtigen Ballaststoffen wertvolles pflanzliches Eiweiß, Vitamine, Mineralstoffe und Spurenelemente. Natürlich können Sie Ihre Müslimischung auch fertig kaufen, allerdings enthält sie weniger Nährstoffe. Durch den Fertigungsprozess wird der Gehalt an Vitamin B1 um ein Drittel vermindert, der an Vitamin B6 um etwa drei Viertel. Die Ballaststoffe verlieren zudem einen Teil ihrer Quellfähigkeit und damit ihrer anregenden Wirkung auf den Darm.

**Fettarme Wurst oder Schinken liefern Eisen und Zink, aber auch wichtige Vitamine der B-Gruppe.*

FRISCHKORN-MÜSLI MIT JOGHURT UND WALNÜSSEN

I

Zutaten für 2 Personen:

60 g	Weizenschrot
1	Tasse natürliches Mineralwasser
2	Äpfel
150 g	fettarmer Joghurt
2 TL	Lindenhonig
	brauner Zucker
40 g	grob gehackte Walnüsse

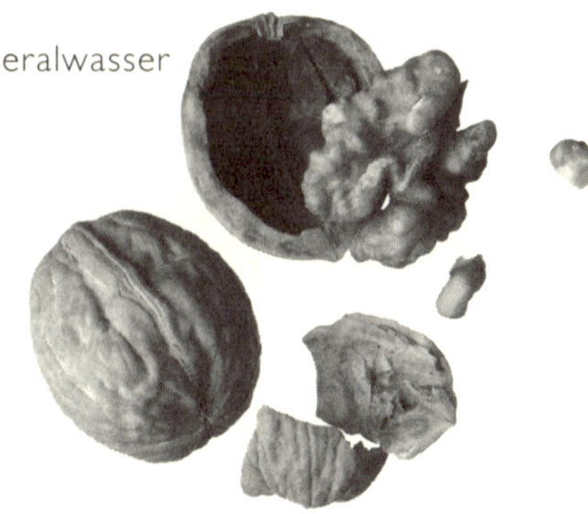

Zubereitung:

1. Den Weizenschrot am Vorabend mit dem Mineralwasser vermengen und zugedeckt im Kühlschrank über Nacht einweichen lassen.

2. Am Morgen die Äpfel waschen, grob raspeln und mit dem Weizenschrot und dem Joghurt vermischen. Mit Lindenhonig und braunem Zucker süßen und die gehackten Walnüsse darüberstreuen.

pro Portion etwa: 366 Kalorien

BUTTERMILCH-MÜSLI MIT ÄPFEL UND ERDBEEREN

2

Zutaten für 2 Personen:

2	Äpfel
120 g	Erdbeeren (oder anderes Beerenobst)
80 g	kernige Haferflocken
1 EL	brauner Zucker
Saft von 1/2	Zitrone
200 g	Buttermilch

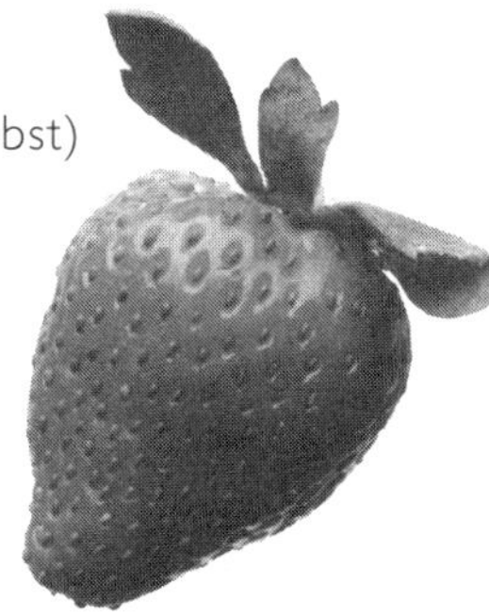

Zubereitung:

1. Äpfel waschen, das Kernhaus entfernen und grob raspeln. Die Erdbeeren putzen und in kleine Stücke schneiden.

2. Erdbeeren mit den Äpfeln und den kernigen Haferflocken, dem braunen Zucker und dem Zitronensaft vermengen und etwas ziehen lassen. Zum Schluß die Buttermilch darübergießen.

pro Portion etwa: 297 Kalorien

HAFERFLOCKEN-NUSS-MÜSLI MIT APRIKOSEN

3

Zutaten für 2 Personen:

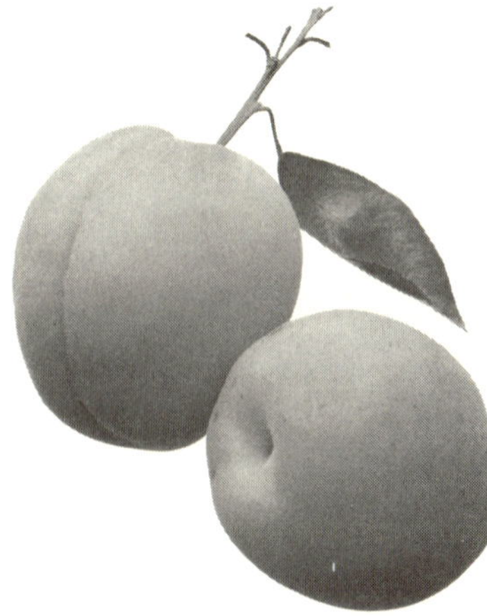

80 g	Haferflocken
1/8 l	Milch
2	Aprikosen
1	Apfel
40 g	gehackte Pekannüsse
2	TL Honig
1	TL Puderzucker

Zubereitung:

1. Die Haferflocken in einer beschichteten Pfanne ohne Fettzugabe hellbraun anrösten. In eine Schüssel geben und mit der Milch mischen.

2. Die Aprikosen waschen, entkernen und das Fruchtfleisch in kleine Würfel schneiden. Den Apfel schälen, Kernhaus entfernen und ebenfalls würfeln.

3. Die Haferflocken mit den Obstwürfeln und den gehackten Pekannüssen mischen und je nach Geschmack mit Honig und Puderzucker süßen.

pro Portion etwa: 422 Kalorien

VOLLKORNBROT MIT SCHINKEN UND KOHLRABI-FRISCHKOST

4

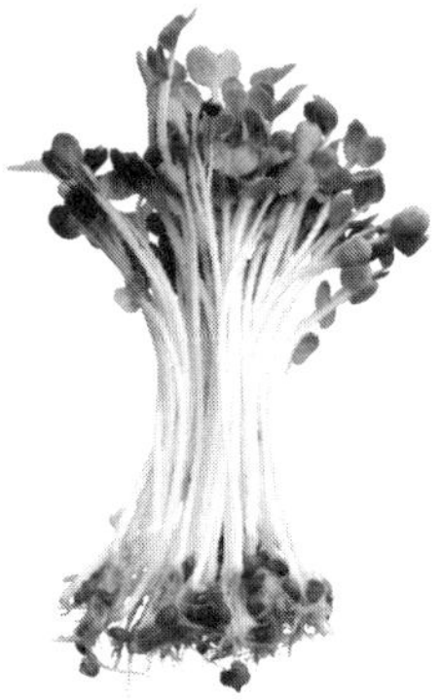

Zutaten für 2 Personen:

4	Scheiben Vollkornbrot
1 TL	Butter
4	Scheiben gekochter Schinken
1 EL	saure Sahne
	etwas Zitronensaft
1	Möhre
1	kleine Kohlrabiknolle
	wenig Jodsalz
	Pfeffer aus der Mühle
1 Msp.	gemahlene Muskatnuß
1 EL	frische Kresse zum Garnieren

Zubereitung:

1. Die Vollkornbrote mit Butter bestreichen und je eine Scheibe Schinken darauflegen. Saure Sahne mit etwas Zitronensaft verrühren. Möhren und die Kohlrabiknolle putzen, schälen und mit einer groben Küchenreibe in die Sauce raspeln.

2. Gut durchmischen und mit Jodsalz, Pfeffer aus der Mühle und einer Messerspitze gemahlener Muskatnuß pikant abschmecken. Auf den Schinkenbroten verteilen, frische Kresse darüberstreuen und servieren.

pro Portion etwa: 205 Kalorien

VOLLKORN-TOAST MIT FRISCH-KÄSEAUFSTRICH

5

Zutaten für 2 Personen:

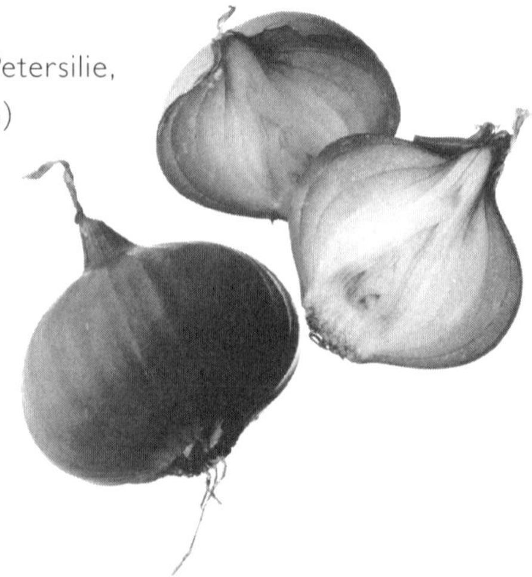

1 kleines Bund	frische Kräuter (Dill, Petersilie, Schnittlauch, Basilikum)
100 g	körniger Frischkäse
100 g	Quark
2 EL	Milch
1 kleine	rote Zwiebel
	Jodsalz
	Pfeffer aus der Mühle
4 Scheiben	Vollkorntoastbrot
4	Radieschen

Zubereitung:

1. Die Kräuter unter fließendem kaltem Wasser abbrausen, trockenschütteln und fein hacken. Frischkäse mit dem Magerquark und der Milch glattrühren.

2. Die Zwiebel abziehen und in kleine Würfel schneiden. Die Kräuter und die Zwiebelwürfel unter die Frischkäsemasse rühren und mit Jodsalz und Pfeffer aus der Mühle abschmecken.

3. Vollkorntoastbrot rösten und mit dem Käseaufstrich bestreichen. Radieschen putzen, waschen und mit einer groben Küchenreibe darüberreiben.

pro Portion etwa: 236 Kalorien

Suppen und Salate

Frisch und leicht

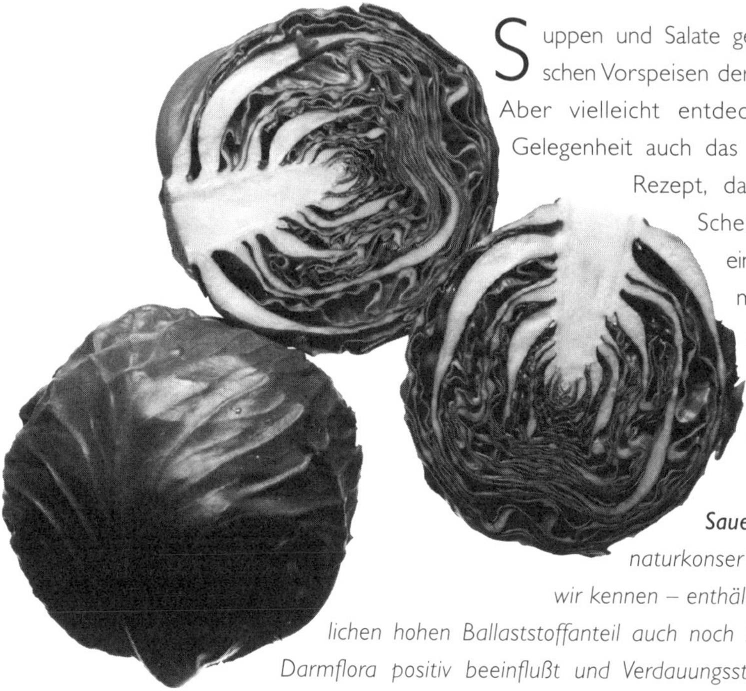

Suppen und Salate gelten als die klassischen Vorspeisen der deutschen Küche. Aber vielleicht entdecken Sie bei der Gelegenheit auch das eine oder andere Rezept, das sich mit einer Scheibe Vollkornbrot in eine sättigende Hauptmahlzeit oder ein Abendessen abwandeln läßt.

Wußten Sie schon?

Sauerkraut *– das älteste naturkonservierte Gemüse, das wir kennen – enthält neben dem natürlichen hohen Ballaststoffanteil auch noch Milchsäure, die die Darmflora positiv beeinflußt und Verdauungsstörungen entgegenwirkt. Bereits 200 g Sauerkraut decken mehr als den halben Tagesbedarf* eines Erwachsenen an Vitamin C (40 mg).*

Rettiche und Radieschen *generell vor der Lagerung im Kühlschrank, am besten gleich nach dem Kauf, vom Blattkraut befreien, da dieses sonst sehr schnell die Flüssigkeit aus den Rettichen bzw. Radieschen zieht und sie somit »welken« läßt. Dabei verlieren sie ihre Knackigkeit und auch den gewohnten Geschmack.*

Vom ***Spinat*** *die Stiele großzügig entfernen; mögliches Nitrat wäre hier eingelagert. Spinat ist sehr zart und empfindlich, was die Inhaltsstoffe angeht. Reste von Spinatmahlzeiten dürfen nicht aufgewärmt werden, da sich das im Spinat befindliche Nitrat in Nitrit umwandelt und zu Gesundheitsstörungen führen könnte.*

**Im Rezeptteil wird bei der Nennung des Tagesbedarfs nur der DGE-Wert zugrunde gelegt. (Vgl. ansonsten die Nährstoff-ABC-Tabelle ab S. 84 ff.)*

GELBE PAPRIKASUPPE MIT GEBRATENEN SCAMPI

Zutaten für 2 Personen: **6**

2	gelbe Paprikaschoten
100 g	Kartoffeln
1	Zwiebel
1/2 l	Gemüsebrühe
1/4 TL	mildes Currypulver
je 1 Msp.	Kurkuma (Kreuzkümmel) und Koriander
	Jodsalz, Pfeffer aus der Mühle
	2 Scampi (à 35 g - 40 g)
je 1 TL	Zitronensaft und Schnittlauchröllchen
1/2 TL	Sonnenblumenöl

Zubereitung:

1. Die Paprikaschoten waschen, halbieren, entkernen, mit heißem Wasser überbrühen, die Haut abziehen und kleinschneiden. Kartoffeln schälen und ebenfalls kleinschneiden.

2. Die Zwiebel abziehen und in feine Würfel schneiden. Wenig Gemüsebrühe erhitzen und das Gemüse darin andünsten. Mit der restlichen Gemüsebrühe auffüllen und mit Currypulver, Kurkuma, Koriander, Jodsalz und Pfeffer aus der Mühle würzen.

3. Die Suppe etwa 15 bis 20 Minuten bei mittlerer Hitze durchkochen lassen, vom Herd nehmen und mit dem Mixstab pürieren. Nochmals aufkochen lassen und abschmecken.

4. Inzwischen die Scampi unter kaltem Wasser abbrausen, trockentupfen und mit Jodsalz, Zitronensaft und Pfeffer aus der Mühle würzen. Eine beschichtete Pfanne erhitzen, wenig Sonnenblumenöl hineingeben und die Scampi darin rasch von allen Seiten braten.

5. Die Suppe in zwei Teller verteilen. Scampi aus der Pfanne nehmen, mit Küchenkrepp abtupfen und daraufsetzen. Mit Schnittlauchröllchen bestreut servieren.

pro Portion etwa: 260 Kalorien

BUNTE KARTOFFEL-GEMÜSE-SUPPE

7

Zutaten für 2 Personen:

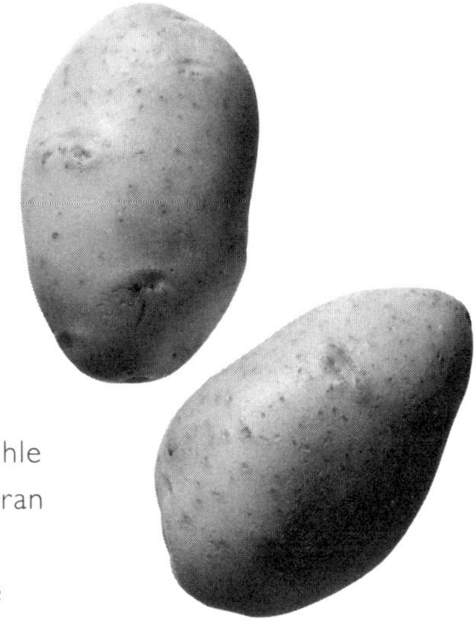

200 g	Kartoffeln
1	Möhre
60 g	Lauch
1/2	Zwiebel
1/2 TL	Rapsöl
3/4 l	Fleischbrühe
	Jodsalz
	Pfeffer aus der Mühle
1/2 TL	getrocknetes Majoran
1/2 TL	Kümmel
1 EL	gehackte Petersilie

Zubereitung:

1. Kartoffeln und die Möhre waschen und schälen. Lauch putzen und die Zwiebel abziehen. Das Gemüse mit der Zwiebel in kleine Würfel schneiden. Rapsöl in einem Topf erhitzen und das vorbereitete Gemüse, zuerst die Zwiebelwürfel, darin anschwitzen.

2. Gleich mit der Fleischbrühe auffüllen und mit Jodsalz, Pfeffer aus der Mühle, Majoran und Kümmel würzen. Die Suppe etwa 20 bis 25 Minuten bei mittlerer Hitze köcheln lassen, so daß das Gemüse und die Kartoffeln noch bißfest sind.

3. Die Suppe mit Jodsalz und Pfeffer aus der Mühle kräftig abschmecken, mit frisch gehackter Petersilie bestreuen und servieren.

pro Portion etwa: 136 Kalorien

KALTES SAUERKRAUT-GURKEN-SÜPPCHEN

8

Zutaten für 2 Personen:

100 g	Kartoffeln
1 kleines Bund	Dill
120 g	Sauerkraut
300 g	Naturjoghurt
50 ml	Gemüsebrühe
1 TL	grobkörniger Senf
1 TL	kaltgepreßtes Distelöl
1	Knoblauchzehe
	Jodsalz und Pfeffer aus der Mühle
	einige Spritzer Worcestersauce
100 g	Salatgurke

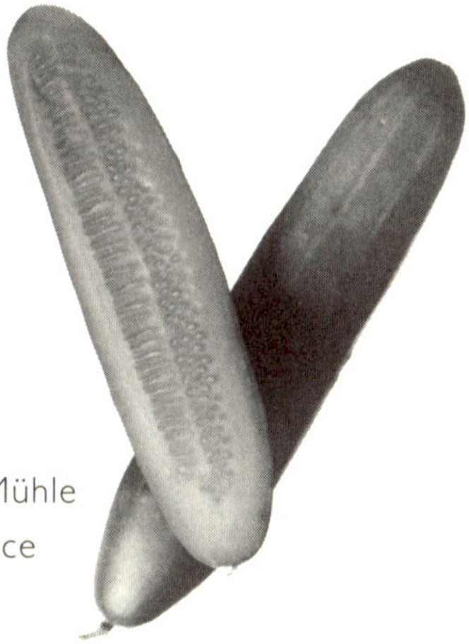

Zubereitung:

1. Die Kartoffeln gründlich waschen und in der Schale in Salzwasser garen. Abgießen, etwas ausdampfen lassen, pellen und zerkleinern. Dill waschen, trockenschleudern und von den Stielen zupfen.

2. Vorbereitete Kartoffeln, Dill, Sauerkraut, Joghurt, Gemüsebrühe, Körnersenf, Distelöl und die zerkleinerte Knoblauchzehe im Mixer pürieren.

3. Die Suppe mit Jodsalz, Pfeffer aus der Mühle und Worcestersauce pikant abschmecken. Salatgurke schälen, der Länge nach halbieren und mit einem Kaffeelöffel die Kerne entfernen. Das Fruchtfleisch in feine Würfel schneiden und unter die Suppe rühren. Die Suppe etwa 1 Stunde kaltstellen, dann nochmals abschmecken und servieren.

pro Portion etwa: 275 Kalorien

PASTINAKENSUPPE MIT KRÄUTERNOCKERLN

9

Zutaten für 2 Personen:

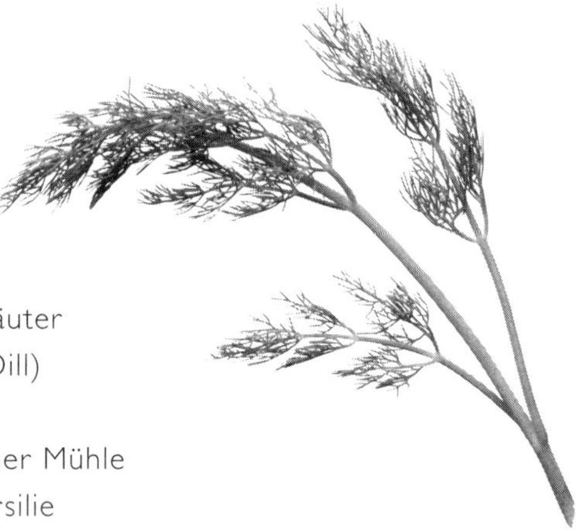

120 g	Pastinaken
3/4 l	Rinderbrühe
80 g	Kalbsbrät
1 EL	Sahne
1 TL	gehackte Kräuter (Petersilie, Dill)
	Jodsalz
	Pfeffer aus der Mühle
	frische Petersilie

Zubereitung:

1. Die Pastinaken waschen, schälen, der Länge nach vierteln und in feine Scheiben schneiden oder hobeln. Die Pastinaken in der Rinderbrühe etwa 15 Minuten kochen.

2. Inzwischen das Kalbsbrät mit der Sahne verrühren und mit den Kräutern, Jodsalz und Pfeffer aus der Mühle würzen. Mit zwei Teelöffeln kleine Nockerl abstechen und in der Rinderbrühe etwa 10 bis 15 Minuten bei mittlerer Hitze garen.

3. Die Suppe mit Jodsalz und Pfeffer aus der Mühle abschmecken. Petersilie waschen, trockenschütteln und fein hacken. Die Suppe mit der Petersilie bestreut servieren.

pro Portion etwa: 84 Kalorien

FENCHELROHKOST MIT KERNEN

10

Zutaten für 2 Personen:

2	kleine Fenchelknollen (ca. 300 g)
2	Möhren
40 g	Feldsalat
Saft 1/2	Zitrone
1 EL	Sonnenblumenöl
1 EL	Apfelessig
1 EL	Ahornsirup
	Jodsalz
	Pfeffer aus der Mühle
1 EL	geschälte Sonnenblumenkerne
1 EL	gerösteter Leinsamen

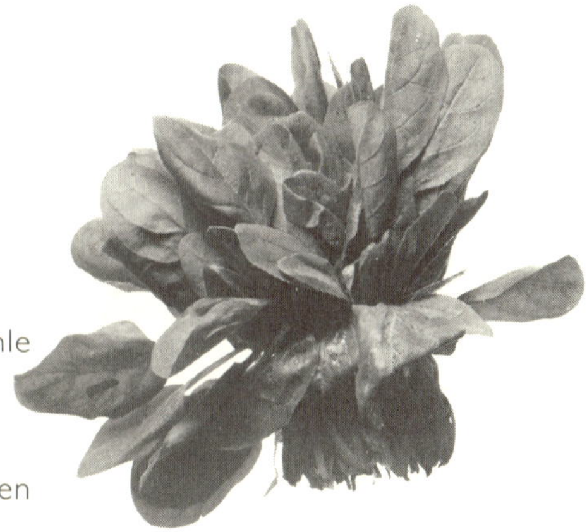

Zubereitung:

1. Die Fenchelknollen putzen, waschen, halbieren und den Strunk herausschneiden. Möhren schälen und anschließend mit dem Fenchel in dünne Scheiben schneiden oder hobeln.

2. Den Feldsalat putzen und gründlich mit kaltem Wasser waschen. In einem Sieb abtropfen lassen und trockenschütteln.

3. Für das Dressing Zitronensaft, Sonnenblumenöl, Apfelessig und Ahornsirup verrühren und mit Jodsalz und Pfeffer aus der Mühle kräftig abschmecken.

4. Feldsalat mit Fenchel und Möhren dekorativ auf den beiden Tellern anrichten und das Dressing darüberträufeln. Mit Sonnenblumenkernen und Leinsamen überstreuen.

pro Portion etwa: 317 Kalorien

PIKANTER MOZZARELLASALAT MIT KIRSCHTOMATEN UND APRIKOSEN

Zutaten für 2 Personen: **II**

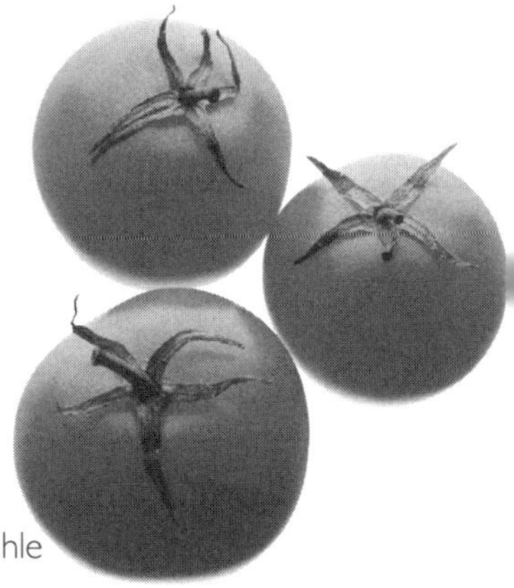

1	kleiner Kopfsalat
2	Aprikosen
100 g	Kirschtomaten
2 Kugeln	Mozzarella (à 125 g)
1	rote Zwiebel
1	Knoblauchzehe
2	EL Balsamessig
2	EL Mineralwasser
1	TL Körnersenf
	Jodsalz und Pfeffer aus der Mühle
1 EL	Olivenöl
2 Stiele	Blattpetersilie
je 6	grüne und schwarze Oliven (ohne Stein)

Zubereitung:

1. Kopfsalat putzen, waschen, trockenschleudern und in mundgerechte Stücke teilen. Aprikosen waschen, entkernen und in dünne Spalten schneiden.

2. Tomaten waschen, Stielansätze herausschneiden und halbieren. Mozzarella mit kaltem Wasser abbrausen, trockentupfen und in Würfel schneiden.

3. Zwiebel und Knoblauch abziehen und in feine Würfel schneiden. Mit Balsamessig, 2 Eßlöffel Mineralwasser, Körnersenf, Jodsalz und Pfeffer aus der Mühle verrühren und das Olivenöl unterschlagen.

4. Blattpetersilie waschen, trockenschütteln und die Blättchen in das Dressing zupfen. Die vorbereiteten Zutaten vorsichtig miteinander vermengen und mit dem Dressing anmachen. Den Salat dekorativ auf Tellern anrichten, die halbierten Oliven darübergeben und servieren.

pro Portion etwa: 492 Kalorien

NATURREISSALAT MIT GEBRATENER HÄHNCHENBRUST

Zutaten für 2 Personen: **12**

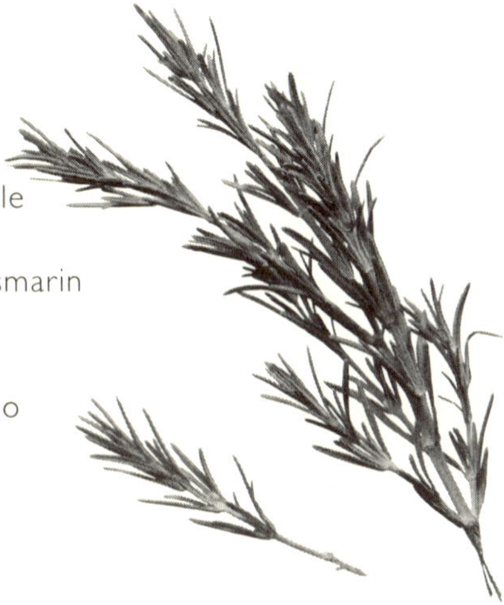

120 g	Naturreis
	Jodsalz
280 g	Hähnchenbrustfilet
1 EL	Rapsöl
	Pfeffer aus der Mühle
1/2 TL	Paprikapulver
2	Zweige frischer Rosmarin
1/2	Kopf Friséesalat
80 g	Feldsalat
1 kleiner	Kopf Radicchio rosso
1 EL	Apfelessig
2 EL	Mineralwasser
1 EL	Walnußöl
1 TL	Honig

Zubereitung:

1. Naturreis nach Packungsanleitung in Salzwasser garen, abgießen, mit kaltem Wasser abschrecken und in einem Sieb gut abtropfen lassen.

2. Die Hähnchenbrust mit kaltem Wasser abbrausen und mit Küchenkrepp trockentupfen. Rapsöl, Jodsalz, Pfeffer aus der Mühle und Paprikapulver verrühren. Rosmarinzweige kurz abbrausen, trockenschütteln, Nadeln abzupfen, fein hacken und unter die Ölmischung rühren.

3. Die Hähnchenbrust damit bestreichen und in einer heißen Pfanne rasch anbraten. Im vorgeheizten Bratrohr bei 180 °C (Gas Stufe 3) 12 bis 15 Minuten braten. Ab und zu wenden.

4. Inzwischen die Salate putzen, mit kaltem Wasser waschen, in mundgerechte Stücke teilen und in einem Sieb abtropfen lassen. Aus Apfelessig, Mineralwasser, Walnußöl, Jodsalz, Pfeffer aus der Mühle und dem Honig ein Dressing rühren.

5. Die Blattsalate mit dem Reis dekorativ auf Tellern anrichten und mit dem Dressing beträufeln. Die Hähnchenbrust aus dem Bratrohr nehmen, etwas abkühlen lassen, in Scheiben schneiden und auf dem Salat anrichten.

pro Portion etwa: 482 Kalorien

DEFTIGER RETTICHSALAT MIT FLEISCHWURST UND RAUKE

Zutaten für 2 Personen:

13

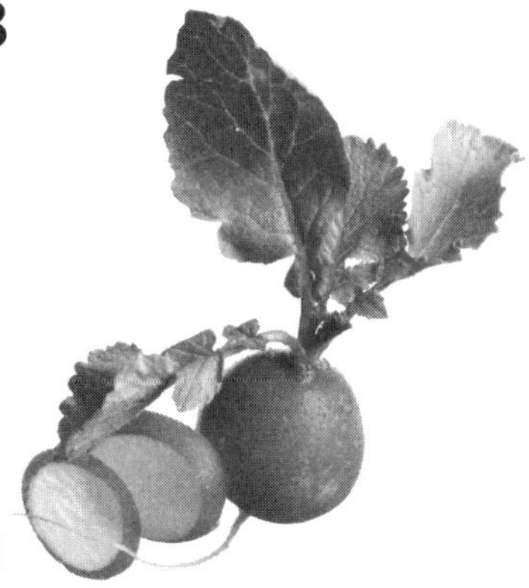

200 g	Rettich
8	Radieschen
100 g	Eissalat
60 g	Raukesalat (Rucola)
180 g	Fleischwurst
1/2	Zwiebel
1 EL	Weißweinessig
2 EL	Mineralwasser
1 TL	Körnersenf
	Jodsalz, Pfeffer aus der Mühle
1 EL	Weizenkeimöl
	Schnittlauch

Zubereitung:

1. Rettich unter kaltem Wasser kräftig abbürsten, Stielansatz und Wurzelspitze entfernen und schälen. Radieschen putzen, Stielansatz und Wurzel abschneiden und gründlich waschen.

2. Eissalat in einzelne Blätter zupfen, waschen, trockenschleudern und in mundgerechte Stücke zupfen. Raukesalat verlesen, waschen und ebenfalls trockenschleudern.

3. Die Blattsalate auf Tellern anrichten. Rettich und Radieschen in dünne Scheiben schneiden oder hobeln und darauf verteilen. Fleischwurst abpellen, in Würfel schneiden und darüberstreuen.

4. Für das Dressing Zwiebel abziehen, in feine Würfel schneiden und mit Weißweinessig, Mineralwasser, Körnersenf, Jodsalz und Pfeffer aus der Mühle verrühren.

5. Zum Schluß das Keimöl unterschlagen und die Salatzutaten damit beträufeln. Schnittlauch waschen, trockenschütteln, in Röllchen schneiden und darüberstreuen.

pro Portion etwa: 363 Kalorien

SPINATSALAT MIT GEBRATENEN PFIFFERLINGEN

14

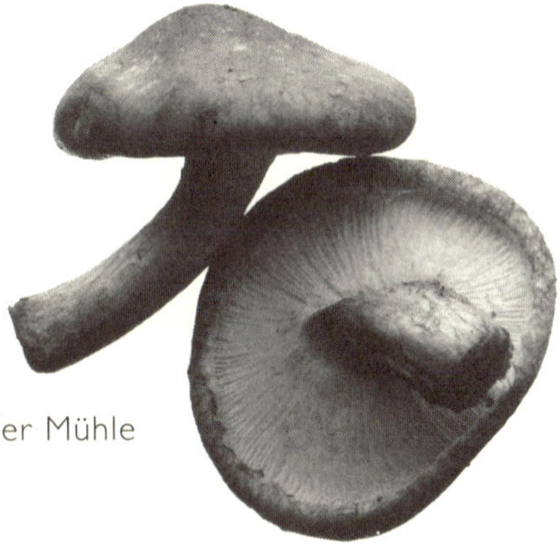

Zutaten für 2 Personen:

150 g	junger Blattspinat
200 g	Pfifferlinge
2 EL	Rapsöl
1 TL	scharfer Senf
1 EL	Weinessig
	Jodsalz, Pfeffer aus der Mühle
1 Msp.	Paprikapulver
1 EL	Pinienkerne

Zubereitung:

1. Den Blattspinat gründlich mit kaltem Wasser waschen, gut abtropfen lassen und in mundgerechte Stücke zupfen, dabei große Stiele entfernen.

2. Die Pfifferlinge verlesen und mit Küchenkrepp reinigen. 1 Teelöffel Rapsöl in einer beschichteten Pfanne erhitzen und die Pfifferlinge darin rundherum anbraten. Mit Jodsalz und wenig gemahlenem Kümmel würzen.

3. Für das Dressing das restliche Öl, den Senf und den Weinessig gut vermischen und mit Jodsalz, Pfeffer aus der Mühle und Paprikapulver pikant abschmecken.

4. Den Blattspinat auf Tellern anrichten und mit dem Dressing beträufeln. Die gebratenen Pfifferlinge daraufsetzen und zum Schluß mit den Pinienkernen bestreuen.

pro Portion etwa: 122 Kalorien

CARPACCIO VON JUNGEM KOHLRABI MIT KÜRBISKERNEN

15

Zutaten für 2 Personen:

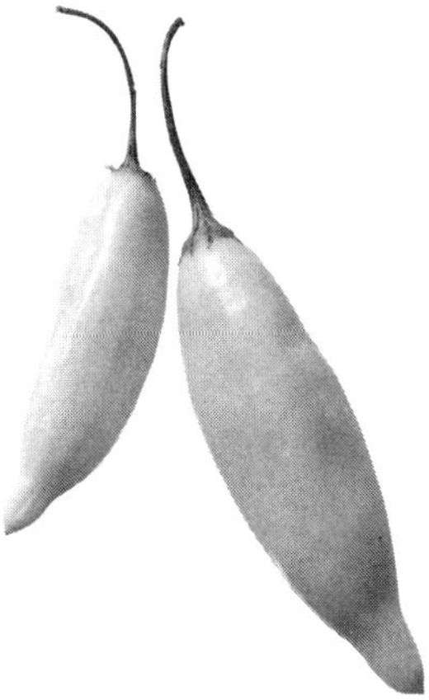

10 g	geschälte Kürbiskerne
1 kleines Bund	Wildkräuter (Bärlauch, Brunnenkresse, Sauerampfer)
1	Knoblauchzehe
1 kleine	Chilischote
1	Kohlrabiknolle (200 bis 250 g)
	einige Kopfsalatblätter
1 TL	Olivenöl
2 EL	Balsamessig
	Jodsalz, Pfeffer aus der Mühle
1/2 TL	Honig

Zubereitung:

1. Die Kürbiskerne in einer beschichteten Pfanne ohne Fettzugabe rösten, herausnehmen und beiseite stellen. Kräuter unter fließendem kaltem Wasser abbrausen, trockenschütteln und kleinschneiden.

2. Knoblauch abziehen und mit den Kräutern und der Hälfte der Kürbiskerne fein hacken oder pürieren. Die Chilischote halbieren, entkernen und in Scheiben schneiden.

3. Den Kohlrabi schälen und in hauchdünne Scheiben schneiden oder hobeln. Die Kohlrabischeiben mit den Salatblättern auf Tellern anrichten. Chilischoten, die übrigen Kürbiskerne und die Knoblauchmischung darüber verteilen.

5. Olivenöl, Balsamessig, Jodsalz, Pfeffer aus der Mühle und den Honig verquirlen oder in einem verschließbaren Glas shaken. Das Dressing kräftig süßsauer abschmecken und zum Schluß über das Carpaccio träufeln.

pro Portion etwa: 106 Kalorien

SALAT MIT WEISSEN BOHNEN UND THUNFISCH

16

Zutaten für 2 Personen:

100 g	weiße Bohnenkerne (gekocht, aus dem Glas)
200 g	Brokkoli
	Jodsalz, Pfeffer aus der Mühle
1 Msp.	gemahlene Muskatnuß
1	rote Zwiebel
1 cm	frische Meerrettichwurzel
2 EL	Weißweinessig
	einige Spritzer Ahornsirup
	etwas frischer Thymian
1 EL	Olivenöl
200 g	Thunfisch (naturell, aus d. Dose)
1 kleiner	Friséesalat

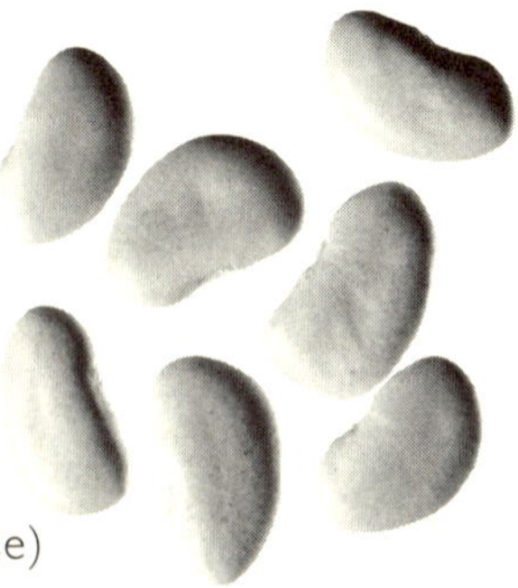

Zubereitung:

1. Die Bohnen in ein Sieb schütten, kalt abspülen und gut abtropfen lassen. Den Brokkoli putzen, waschen und in einzelne Röschen teilen.

2. Eine beschichtete Pfanne mit 5 Eßlöffel Wasser erhitzen, Brokkoli dazugeben und darin andünsten. Mit Jodsalz, Pfeffer aus der Mühle und Muskat würzen. Bei schwacher Hitze zugedeckt etwa 5 Minuten bißfest dünsten.

3. Inzwischen die Zwiebel abziehen und in feine Streifen schneiden. Meerrettich schälen, fein reiben, mit Essig, Jodsalz, Pfeffer und Ahornsirup zu einer Marinade verrühren und das Olivenöl unterschlagen.

4. Thymian abbrausen, trockenschütteln, die Blättchen abzupfen und mit den Zwiebelstreifen unter die Marinade heben. Bohnen mit der Marinade in einer großen Schüssel mischen, Brokkoli abgießen und noch heiß dazugeben, vorsichtig untermischen.

5. Den Salat zugedeckt etwa 30 Minuten durchziehen lassen. Inzwischen den Thunfisch abtropfen lassen und in kleine Stücke teilen. Friséesalat putzen und waschen, trockenschleudern und in mundgerechte Stücke zupfen. Mit den Bohnen mischen, nochmals abschmecken und auf Teller dekorativ verteilen. Zum Schluß den Thunfisch darübergeben und servieren.

pro Portion etwa: 365 Kalorien

RUCOLASALAT MIT ANGEBRATENEM CARPACCIO UND PARMESAN

17

Zutaten für 2 Personen:

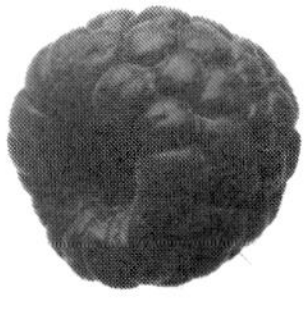

180 g	Rinderfilet
150 g	Rucolasalat
1 kleiner	Apfel
2 EL	Mineralwasser
1 TL	Waldhonig
1 EL	Balsamessig
2 EL	Rapsöl
	Jodsalz, Pfeffer aus der Mühle
1/2 TL	rosa Beeren
	etwas scharfer Senf
40 g	Parmesankäse

Zubereitung:

1. Das Rinderfilet kalt abbrausen, trockentupfen und im Gefrierfach leicht anfrosten lassen. Inzwischen Rucolasalat verlesen, waschen und trockenschütteln. Den Apfel schälen, vierteilen, entkernen und in kleine Würfel schneiden.

2. Mineralwasser zusammen mit dem Honig leicht erwärmen, Balsamessig und das Rapsöl dazugeben und mit einem Schneebesen verrühren. Die Apfelwürfel dazugeben und das Dressing mit Jodsalz, Pfeffer aus der Mühle, einigen rosa Beeren und etwas Senf pikant abschmecken.

3. Eine beschichtete Pfanne mit Rapsöl ausreiben und erhitzen. Das Rinderfilet in hauchdünne Scheiben schneiden und in der heißen Pfanne rasch von beiden Seiten anbraten.

4. Inzwischen den Rucolasalat dekorativ auf zwei flache Teller verteilen. Die Carpaccio-Scheiben aus der Pfanne nehmen, dazulegen und das Dressing darüberträufeln. Zum Schluß den Parmesankäse darüberhobeln und gleich servieren.

pro Portion etwa: 412 Kalorien

SAUERKRAUTSALAT MIT BISMARCKHERINGEN UND BIRNEN

18

Zutaten für 2 Personen:

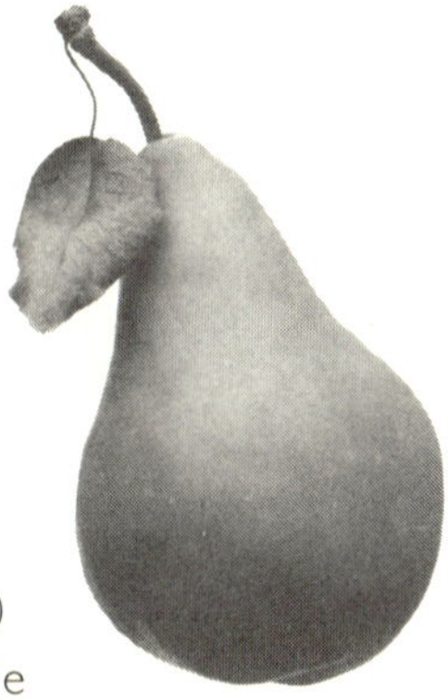

300 g	Sauerkraut
2	süße Birnen
100 g	Stangensellerie
100 g	eingelegten Kürbis (Glas)
200 g	Bismarckheringe
50 g	Mayonnaise
100 g	Naturjoghurt
2 EL	Sahne
1 EL	gehackte Kräuter (Petersilie, Dill, Schnittlauch)
	Jodsalz, Pfeffer aus der Mühle
1 Prise	Zucker

Zubereitung:

1. Das Sauerkraut auseinanderzupfen und kleinschneiden. Birnen schälen, entkernen und in kleine Würfel schneiden. Stangensellerie putzen, waschen und in Scheiben schneiden. Den eingelegten Kürbis in kleine Würfel schneiden.

2. Birnen, Stangensellerie und Kürbis mit dem Sauerkraut vermengen. Aus Mayonnaise, Joghurt, Sahne, den gehackten Kräutern, Jodsalz, Pfeffer aus der Mühle und wenig Zucker eine kräftige Sauce herstellen.

3. Die Bismarckheringe abziehen, in zentimeterdicke Streifen schneiden und zu den übrigen Salatzutaten geben. Alles mit der Sauce anmachen, nochmals abschmecken und anrichten.

pro Portion etwa: 439 Kalorien

ZUCCHINO-SALAT MIT COUSCOUS

19

Zutaten für 2 Personen:

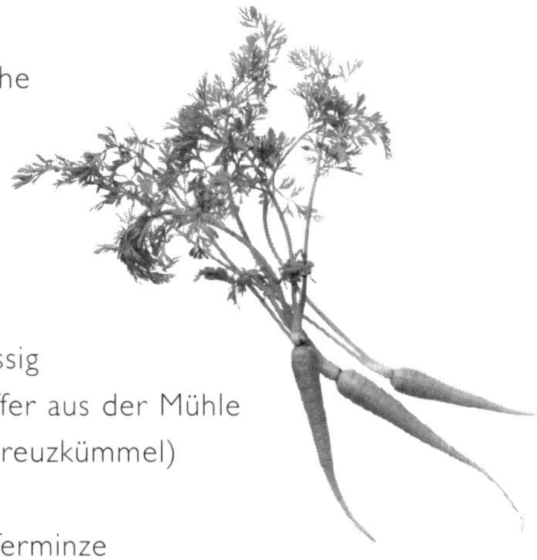

150 ml	Gemüsebrühe
1	Schalotte
120 g	Couscous
1 kleine	Möhre
1	Zucchino
1	Zitrone
2 EL	Weißweinessig
	Jodsalz, Pfeffer aus der Mühle
1 Msp.	Kurkuma (Kreuzkümmel)
1 EL	Rapsöl
	frische Pfefferminze

Zubereitung:

1. Die Gemüsebrühe erhitzen, 2 Eßlöffel für das Dressing abnehmen. Die Schalotte abziehen und fein hacken, mit dem Couscous mischen, heiße Brühe darübergießen und zugedeckt etwa 20 Minuten ziehen lassen.

2. Möhre schälen, in feine Scheiben schneiden oder hobeln. Zucchino putzen und waschen, ebenfalls in feine Scheiben schneiden.

3. Zitrone auspressen, Saft mit Essig, Gemüsebrühe, Jodsalz, Pfeffer aus der Mühle und Kreuzkümmel verrühren. Das Rapsöl mit einer Gabel unterschlagen. Minze abbrausen, trockenschütteln, fein hacken und unterrühren.

4. Couscous mit dem Dressing vermischen, Gemüse unterheben und zugedeckt 10 Minuten ziehen lassen. Vor dem Servieren nochmals mit Jodsalz und Pfeffer aus der Mühle abschmecken.

pro Portion etwa: 104 Kalorien

Hauptgerichte mit Fleisch

Wer täglich kocht, weiß, wie schwierig es ist, immer mit Liebe und Lust bei der Sache zu bleiben. Es besteht das Risiko, ein schematisches Eßprogramm, das sich Woche für Woche wiederholt, ohne viel Nachdenken abzuspulen. Die folgenden Rezepte sollen Ihnen das Prinzip des ausgewogenen und zugleich schmackhaften Kombinierens von Fleisch mit Gemüse und anderen Zutaten zeigen.

Wußten Sie schon?

Schweinefleisch *ist reich an B-Vitaminen. Außerdem enthält es relativ viel Eisen, das gut vom menschlichen Organismus verwertet werden kann und das gerade in den Wintermonaten für Konzentration sorgt und Sie fit hält.*
Das in Rezept 22 verwendete Filet enthält zum Beispiel pro 100 g nur ca. 2 g Fett.

Der hohe Eiweißgehalt von ca. 22 g pro 100 g **Rindfleisch** *stellt eine gute Eiweißquelle dar. Es enthält viele Vitamine der B-Gruppe, besonders zu erwähnen ist sein Niacingehalt. Bei den Mineralstoffen sind besonders Kalium und Magnesium hervorzuheben, bei den Spurenelementen vor allem blutbildendes Eisen.*

Geflügelfleisch *überzeugt nicht nur im Geschmack, sondern auch durch besondere Inhaltsstoffe: Es ist reich an Eiweiß, Vitaminen – vor allem Vitamin B1 und B2 – sowie an den Mineralstoffen Eisen und Zink. Durch seinen geringen Fettgehalt ist Geflügelfleisch ein kalorienarmes Lebensmittel und für die leichte Küche besonders zu empfehlen.*

Kalbsfleisch *wird seit einiger Zeit von der Kontrollgemeinschaft Deutsches Kalbfleisch kontrolliert. Diese Kontrollhinweise können Sie an den Verpackungen sehen. Der Kalbsrücken liefert Steaks oder Rückenschnitzel, die sich hervorragend zum Kurzbraten eignen. Kalbfleisch ist leicht verdaulich und mager: Pro 100 g enthält es nur 135 Kalorien und 4,3 g Fett. Außerdem ist Kalbfleisch reich an B-Vitaminen und Eisen.*

Lammfleisch *ist reich an Eiweiß, Kalium, Magnesium, Eisen, Vitamin B1, Niacin und sehr fettarm. Es sollte deshalb nur als Frischfleisch, am besten aus Ihrer Region, verwendet werden. Der geringe Fettanteil führt dazu, daß das Fleisch bei der Zubereitung schnell trocken werden kann. Kurze Brat- oder Garzeiten, nicht allzu große Hitze und wenig Salz verhindern das.*

MÖHREN-PAPRIKA-GEMÜSE MIT GEBRATENEN NACKENSCHEIBCHEN

20

Zutaten für 2 Personen:

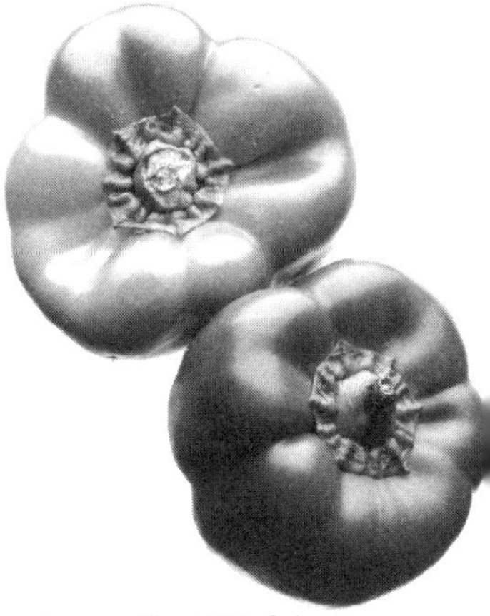

300 g	Möhren
2 rote	Paprikaschoten
1 TL	Butter
1/2 l	Gemüsebrühe
	Jodsalz, Pfeffer aus der Mühle
	geriebene Muskatnuß
240 g	magerer Schweinenacken
1 Zweig	frischer Rosmarin
1 TL	Rapsöl
1 EL	frische Kresse

Zubereitung:

1. Die Möhren waschen, schälen und in etwa zentimetergroße Würfel schneiden. Paprikaschoten waschen, putzen und ebenfalls würfeln.

2. Butter in einer beschichteten Pfanne schmelzen, zuerst die Möhren, dann die Paprikawürfel zugeben und leicht angehen lassen.

3. Mit Gemüsebrühe auffüllen und etwa 12 bis 15 Minuten bißfest garen. Mit Jodsalz, Pfeffer aus der Mühle und wenig geriebener Muskatnuß abschmecken.

4. Den Schweinenacken unter kaltem Wasser abbrausen, mit Küchenkrepp trockentupfen und in dünne Scheibchen schneiden. Anschließend zwischen Frischhaltefolie legen und dünn klopfen.

5. Mit Jodsalz, Pfeffer aus der Mühle und Rosmarin leicht würzen. Wenig Rapsöl in einer Pfanne erhitzen und die Nackenscheibchen darin bei großer Hitze rasch 1 bis 2 Minuten von beiden Seiten braten.

6. Das Möhren-Paprika-Gemüse anrichten und die Nackenscheibchen darübersetzen. Mit frischer Kresse bestreuen und servieren.

pro Portion etwa: 295 Kalorien

KARTOFFELPFANNE MIT ZUCKERSCHOTEN UND SCHWEINEFLEISCHSTREIFEN

21

Zutaten für 2 Personen:

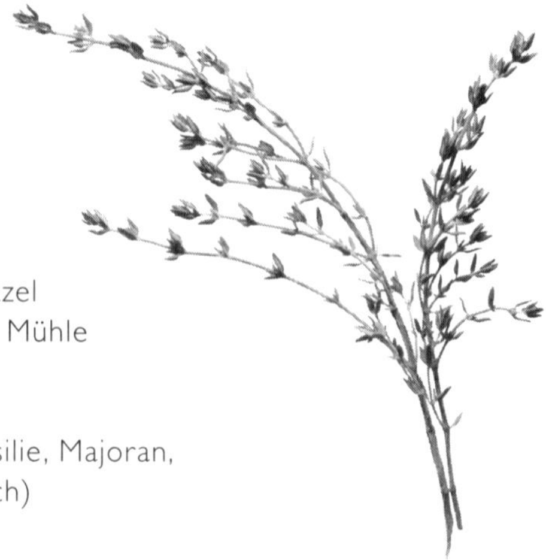

300 g	Kartoffeln
	Jodsalz
1/2 TL	Kümmel
200 g	Zuckerschoten
200 g	Möhren
300 g	Schweineschnitzel
	Pfeffer aus der Mühle
1/2 TL	Butterschmalz
1/4 l	Gemüsebrühe
1 kleines Bund	Kräuter (Petersilie, Majoran, Dill, Schnittlauch)
2 EL	Sahne

Zubereitung:

1. Kartoffeln gründlich waschen, in Salzwasser mit wenig Kümmel bißfest garen, abschütten und etwas ausdampfen lassen. Pellen, in Scheiben schneiden und beiseite stellen.

2. Inzwischen Zuckerschoten waschen, Stielansatz und Schotenenden abschneiden. Möhren schälen und in dünne Scheiben schneiden. Das Gemüse in kochendem Salzwasser einige Minuten blanchieren.

3. Das Schweinefleisch kalt abbrausen, trockentupfen und in Streifen schneiden. Mit Jodsalz und Pfeffer aus der Mühle würzen und in heißem Butterschmalz anbraten.

4. Das vorbereitete Gemüse dazugeben, mit Gemüsebrühe aufgießen und aufkochen lassen. Die Kartoffelscheiben dazugeben und miterhitzen. Die Kräuter abbrausen, trockenschütteln und fein hacken. Das Gericht mit der Sahne und den Kräutern verfeinern, etwas einkochen lassen und mit Jodsalz und Pfeffer aus der Mühle abschmecken.

pro Portion etwa: 488 Kalorien

SCHWEINEFILET IM KARTOFFELMANTEL

22

Zutaten für 2 Personen:

240 g	Schweinefilet
	Jodsalz, Pfeffer aus der Mühle
1 TL	Butterschmalz
	Mehl zum Wenden
200 g	Kartoffeln
1	Ei
2 EL	Mehl
je 1 TL	frischer Kerbel, gehackte Petersilie
1 Msp.	gemahlene Muskatnuß
	Frischhaltefolie
300 g	Pfifferlinge
50 g	gehackte Schalotten oder Zwiebeln
100 ml	Gemüsebrühe
1 TL	Butter
1 TL	Schnittlauchröllchen

Zubereitung:

1. Das Schweinefilet in Scheiben schneiden, leicht klopfen und mit Jodsalz und Pfeffer beidseitig würzen. In heißem Butterschmalz auf den Punkt braten.

2. In der Zwischenzeit Kartoffeln schälen, reiben, ausdrücken und mit dem Ei, 2 Eßlöffel Mehl, Kerbel, Petersilie, Muskat und Jodsalz einen Kartoffelteig herstellen. Acht Plätzchen formen und auf Frischhaltefolie gegenüberliegend auflegen.

3. Die gebratenen Filetscheiben in Mehl wenden, auf die Kartoffelplätzchen verteilen und mit dem gegenüberliegenden bedecken (einfach mit der Folie zusammenklappen). Folie entfernen und die Taler von beiden Seiten, etwa 5 bis 10 Minuten in Butterschmalz braten.

4. Pfifferlinge putzen, mit Küchenkrepp reinigen und zerkleinern. In Butter feingeschnittene Schalotten angehen lassen, Pfifferlinge, Petersilie, Schnittlauch dazugeben, mit Jodsalz und Pfeffer würzen, mit Gemüsebrühe aufgießen und auf den Biß garen. Die Pfifferlinge auf die Teller verteilen, je 2 Schweinefilets im Kartoffelmantel daraufsetzen und servieren.

pro Portion etwa: 422 Kalorien

GRATINIERTE BROKKOLI-PILZ-PFANNE MIT RINDFLEISCH

23

Zutaten für 2 Personen:

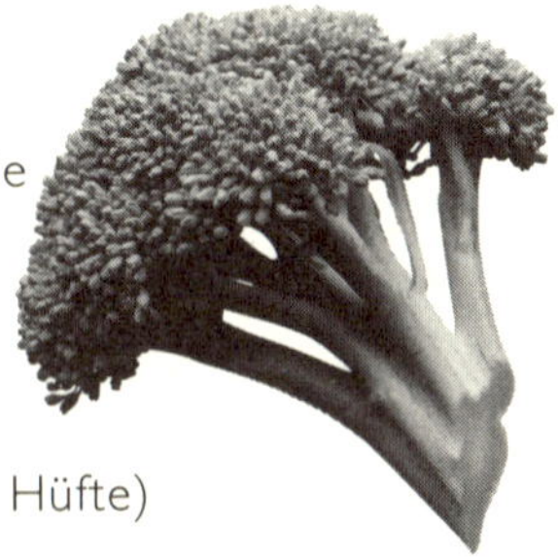

300 g	Kartoffeln
	Jodsalz, Pfeffer aus der Mühle
1/2 TL	Kümmel
400 g	Brokkoli
2	Möhren
120 g	Shiitakepilze
240 g	Rindfleisch (Roastbeef oder Hüfte)
1 TL	Butterschmalz
2 EL	geschälte Sonnenblumenkerne
1/4 l	Gemüsebrühe
100 g	geriebener Allgäuer Emmentaler

Zubereitung:

1. Die Kartoffeln gründlich waschen und mit der Schale in Salzwasser mit wenig Kümmel – nicht zu weich – kochen. Abschütten, ausdampfen lassen, pellen und in Scheiben schneiden.

2. Inzwischen Brokkoli putzen, waschen und in Röschen teilen. Möhren schälen und in Scheiben schneiden. Shiitakepilze putzen, mit Küchenkrepp reinigen und achteln. Das Rindfleisch kalt abbrausen, trockentupfen, in kleine Würfel schneiden und mit Jodsalz und Pfeffer würzen.

3. Butterschmalz erhitzen und die Fleischwürfel darin rasch von allen Seiten anbraten. Die Sonnenblumenkerne, das Gemüse und die Pilze dazugeben. Mit Gemüsebrühe aufgießen und mit Pfeffer aus der Mühle und Jodsalz würzen. Das Ganze etwa 15 bis 20 Minuten bei mittlerer Hitze schmoren lassen.

4. Zum Schluß die vorbereiteten Kartoffeln zufügen, abschmecken und in eine Auflaufform füllen. Mit geriebenem Allgäuer Emmentaler bestreuen und im vorgeheizten Rohr bei 200 °C etwa 5 Minuten überbacken.

pro Portion etwa: 664 Kalorien

RINDERGESCHNETZELTES MIT MÖHREN UND PILZEN

24

Zutaten für 2 Personen:

320 g	Rinderhüfte
	Jodsalz, Pfeffer aus der Mühle
60 g	Champignons
4	Kirschtomaten
1	Zucchino
300 g	Möhren
	wenig Rapsöl
1	Zwiebel
etwa 1/4	Gemüsebrühe
2 EL	Sahne

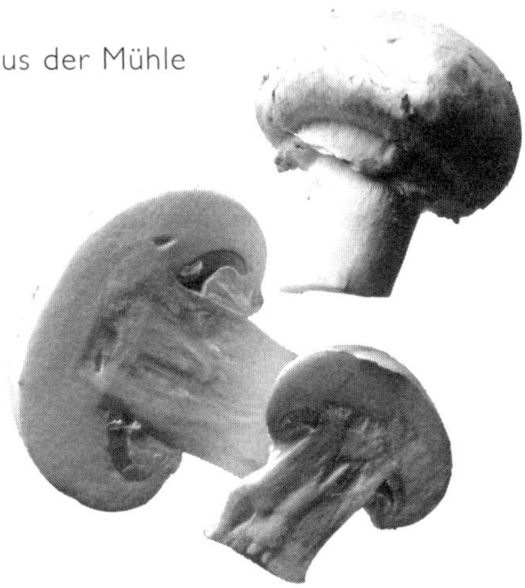

Zubereitung:

1. Rindfleisch waschen, mit Küchenpapier trocknen, in Streifen schneiden und mit wenig Jodsalz und Pfeffer aus der Mühle würzen. Champignons putzen und in Scheiben schneiden. Kirschtomaten putzen und vierteln.

2. Zucchino putzen, Möhren schälen und beides in dünne Scheiben schneiden. Eine beschichtete Pfanne mit Rapsöl ausreiben, erhitzen und das Fleisch darin rasch anbraten. Die Zwiebel abziehen, in Streifen schneiden, dazugeben und mit anbraten.

3. Zucchino und Möhren dazugeben und das Ganze mit Jodsalz und Pfeffer aus der Mühle würzen. Mit Brühe aufgießen und etwa 15 Minuten bei mittlerer Hitze durchkochen.

4. Champignons und Kirschtomaten dazugeben, mit Sahne aufgießen und aufkochen lassen. Zum Schluß mit Jodsalz und Pfeffer aus der Mühle abschmecken und anrichten.

pro Portion etwa: 338 Kalorien
Dazu passen Butterspätzle oder Kartoffelpüree.

SOMMERGEMÜSE MIT FILET-SPITZEN UND BASILIKUM-TOMATEN

Zutaten für 2 Personen:

25

200 g	Möhren
je 1	Zucchino, rote Paprikaschote, Zwiebel
120 g	Champignons
8	Kirschtomaten
300 g	Rinderfilet
1/2 TL	Butterschmalz
	Jodsalz, Pfeffer aus der Mühle
1	Knoblauchzehe
1/4 l	Bratensaft
4	Tomaten
1 TL	Butter
1 kleines Bund	frisches Basilikum
40 g	Sahne
1 EL	Schnittlauchröllchen

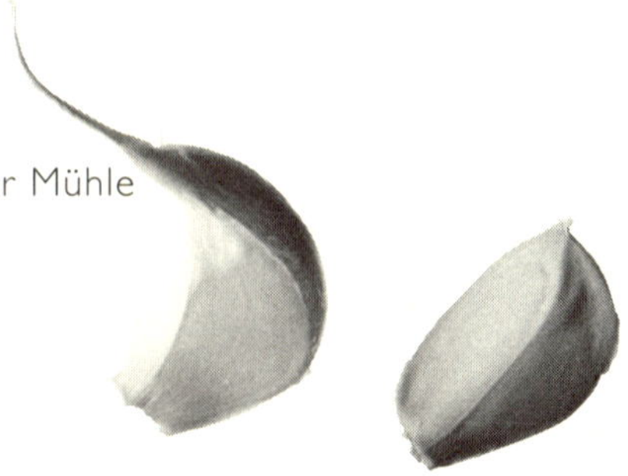

Zubereitung:

1. Die Möhren schälen, der Länge nach halbieren und in dünne Scheiben schneiden. Zucchino waschen und in Streifen schneiden. Champignons putzen und achteln. Kirschtomaten halbieren. Paprikaschoten waschen, entkernen und in Streifen schneiden.

2. Das Rinderfilet mit kaltem Wasser abbrausen, trockentupfen und in Streifen schneiden. Die Zwiebel abziehen, in Streifen schneiden und in Butterschmalz glasig dünsten. Das Rinderfilet dazugeben und mit Pfeffer aus der Mühle und zerdrücktem Knoblauch würzen. Das vorbereitete Gemüse dazugeben, mit Bratensaft aufgießen und das Gericht etwa 10 Minuten durchkochen lassen.

3. Für die Basilikumtomaten Tomaten brühen, abziehen, in Achtel schneiden und entkernen. Butter zerschmelzen, Tomaten dazugeben, erhitzen und mit gehacktem Basilikum, Jodsalz und Pfeffer aus der Mühle würzen. Zum Schluß mit der Sahne angießen, Schnittlauchröllchen dazugeben und mit Jodsalz und Pfeffer aus der Mühle abschmecken. Das Filetgeschnetzelte anrichten, die Basilikumtomaten darauf verteilen und servieren.

pro Portion etwa: 410 Kalorien

PUTENSCHNITZEL IN DER MÖHREN-KARTOFFELKRUSTE

26

Zutaten für 2 Personen:

2	Putenschnitzel à 150 g
	Jodsalz, Pfeffer aus der Mühle
1 TL	Butterschmalz
200 g	gekochte, geschälte Kartoffeln
200 g	geschälte Möhren
60 g	Allgäuer Emmentaler
1	Ei
1 Msp.	gemahlene Muskatnuß
1 kleines Bund	Kräuter (Petersilie, Dill, Schnittlauch)

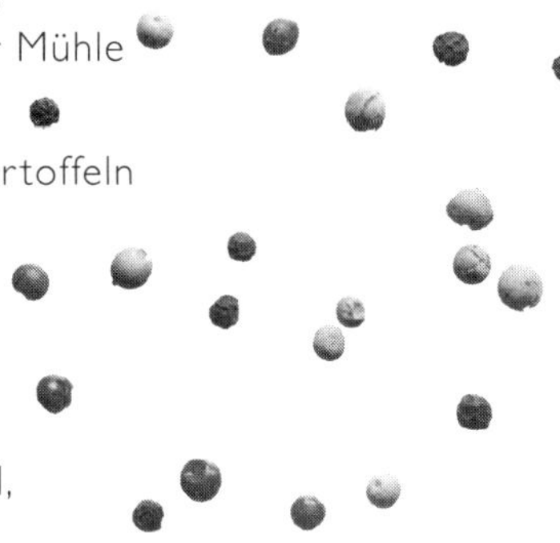

Zubereitung:

1. Putenschnitzel unter fließendem kaltem Wasser abbrausen, trockentupfen, leicht klopfen und mit Jodsalz und Pfeffer aus der Mühle würzen. Butterschmalz erhitzen und die Schnitzel darin von beiden Seiten etwa 2 bis 3 Minuten je Seite braten.

2. In der Zwischenzeit für die Gemüsehaube gekochte Kartoffeln, geschälte Möhren und den Allgäuer Emmentaler grob raspeln. Das Ganze in eine Schüssel geben und vermengen. Mit dem Ei verrühren und mit Muskat, Jodsalz und Pfeffer aus der Mühle würzen. Das Ganze zu einer geschmeidigen Masse verrühren.

3. Die Kräuter abbrausen, trockenschütteln, fein hacken und daruntermengen. Die Gemüsehaube dick auf die Schnitzel verteilen und im vorgeheizten Backofen bei etwa 200 °C 15 Minuten überbacken. Die Schnitzel aus dem Rohr nehmen und gleich servieren.

pro Portion etwa: 532 Kalorien

HÄHNCHENBRUST MIT SÜSS-SAUREM GEMÜSE

27

Zutaten für 2 Personen:

400 g	Gemüse (Petersilienwurzeln, Lauch, Knollenfenchel, Möhren)
1 kleiner	Apfel
etwa 1/8 l	Apfelsaft
300 g	Hähnchenbrustfilet (ohne Haut)
	Jodsalz, Pfeffer aus der Mühle
1/2 TL	grüne Pfefferkörner (gefriergetrocknet)
	wenig frischer Ingwer oder Ingwerpulver
	mildes Currypulver
1 TL	Honig
50 ml	Orangensaft
1 Schuß	Obstessig

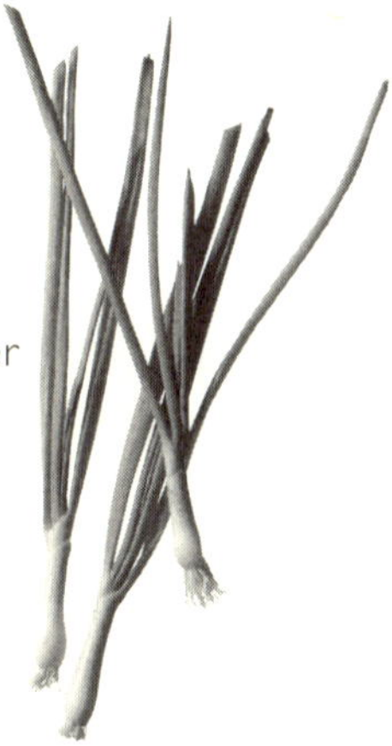

Zubereitung:

1. Das Gemüse je nach Art putzen, waschen, schälen und in Scheibchen schneiden. Den Apfel schälen, entkernen, vierteln und feinblättrig schneiden. Eine beschichtete Pfanne erhitzen und darin das Gemüse mit dem Apfelsaft etwa 6 bis 8 Minuten bißfest dünsten.

2. Inzwischen die Hähnchenbrust in Streifen schneiden. Eine beschichtete Pfanne ohne Fettzugabe erhitzen und die Hähnchenbruststreifen darin rasch von allen Seiten anbraten. Mit Pfeffer aus der Mühle und Jodsalz würzen.

3. Das Gemüse mit grünen Pfefferkörnern, wenig frisch geriebenem Ingwer und Currypulver würzen. Den Honig und etwas Orangensaft dazugeben und kurze Zeit reduzieren lassen.

4. Zum Schluß die gebratenen Hähnchenbruststreifen dazugeben und das Gericht mit Obstessig, Jodsalz und Pfeffer aus der Mühle süßsauer abschmecken.

pro Portion etwa: 260 Kalorien
Dazu passen Petersilienkartoffeln oder Eiernudeln.

GEMÜSE-PILZ-PFANNE MIT GEFLÜGEL AUS DEM WOK

Zutaten für 2 Personen:

28

300 g	Hähnchen- oder Putenbrust (ohne Haut)
	Jodsalz, Pfeffer aus der Mühle
1 TL	Olivenöl
300 g	Steinpilze
1	Zucchino
1 rote	Paprikaschote
1	Möhre
200 g	Chinakohl
1	Knoblauchzehe
4 EL	Weißwein
1/2 TL	grüner Pfeffer
1/2 TL	rosa Beeren

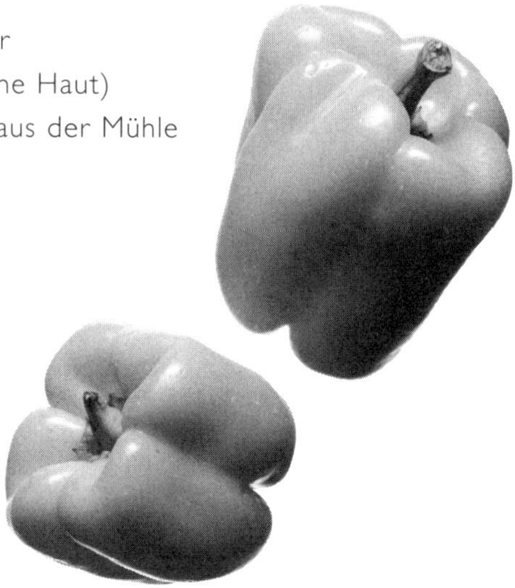

Zubereitung:

1. Die Geflügelbrust unter kaltem Wasser abbrausen, mit Küchenkrepp trockentupfen, in feine Streifen schneiden und mit Jodsalz und Pfeffer würzen. Steinpilze putzen und in feine Scheiben schneiden.

2. Das Gemüse je nach Art putzen, waschen, schälen und in dünne, mundgerechte Stücke schneiden. Olivenöl im Wok erhitzen und die Geflügelbruststreifen darin scharf anbraten. Dabei sollten Sie darauf achten, daß das Fleisch gut im Wok verteilt ist, damit es nicht zuviel Flüssigkeit zieht.

3. Die Steinpilze und das vorbereitete Gemüse portionsweise in den Wok geben und unter ständigem Rühren dünsten. Mit Weißwein ablöschen und mit grünem Pfeffer, rosa Beeren und Jodsalz abschmecken.

pro Portion etwa: 296 Kalorien
Dazu paßt ein Naturreis, vermischt mit Kräutern und Sonnenblumenkernen.

PILZGESCHNETZELTES MIT KALBFLEISCHSTREIFEN

29

Zutaten für 2 Personen:

240 g	Kalbs-Oberschale
2	Lauchzwiebeln
150 g	Pfifferlinge
150 g	kleinere Champignons
1 TL	Butterschmalz
	Jodsalz
	Pfeffer aus der Mühle
1/4 l	Bratensaft
100 ml	Weißwein
100 ml	Sahne
1 TL	Schnittlauchröllchen

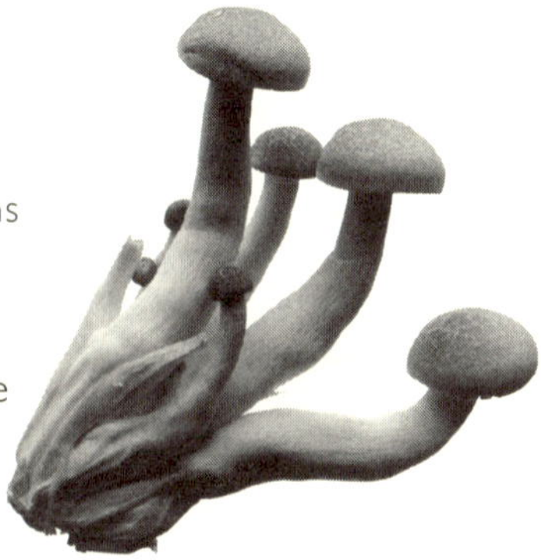

Zubereitung:

1. Das Kalbfleisch unter fließendem kaltem Wasser abbrausen, trockentupfen und in dünne Streifen schneiden. Lauchzwiebeln putzen, waschen und in Scheiben schneiden. Pfifferlinge und Champignons putzen, mit Küchenkrepp reinigen und mundgerecht zerteilen.

2. Butterschmalz erhitzen und zuerst die Lauchzwiebeln darin unter Rühren angehen lassen. Die Fleischstreifen dazugeben und mit Pfeffer aus der Mühle würzen. Pfifferlinge und Champignons zufügen, salzen und mit Bratensaft und dem Weißwein aufgießen.

3. Das Gericht etwa 15 Minuten bei mittlerer Hitze durchkochen lassen und zum Schluß mit der Sahne und den Schnittlauchröllchen verfeinern. Mit Jodsalz und Pfeffer aus der Mühle abschmecken und anrichten.

pro Portion etwa: 355 Kalorien
Dazu paßt Gemüsereis oder Kartoffelschnee (Dampfkartoffeln nur durch die Kartoffelpresse drücken und sofort servieren).

KALBSRÖLLCHEN MIT KÜRBIS-FÜLLUNG IN ZITRONENSAUCE

Zutaten für 2 Personen: **30**

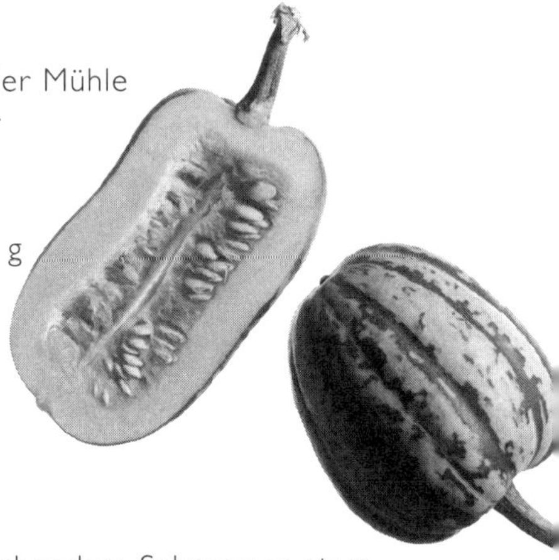

100 g	Blattspinat
	Jodsalz, Pfeffer aus der Mühle
80 g	süßsauer eingelegter Kürbis (Glas)
1 Msp.	Paprikapulver
2	Kalbsschnitzel à 120 g
1 TL	Rapsöl
100 ml	Weißwein
Saft von 1	Zitrone
50 ml	Sahne
1 TL	Ahornsirup

Zubereitung:

1. Den Spinat verlesen, waschen und in kochendem Salzwasser etwa eine Minute blanchieren. Mit einer Schaumkelle herausheben und in einem Sieb abtropfen lassen. Den Kürbis sehr klein würfeln, mit Jodsalz, Pfeffer aus der Mühle und Paprikapulver kräftig würzen.

2. Die Kalbsschnitzel unter fließendem kaltem Wasser abbrausen, trockentupfen und zwischen Frischhaltefolie flachklopfen. Von beiden Seiten mit Jodsalz und Pfeffer aus der Mühle würzen.

3. Mit den Spinatblättern belegen und die Kürbisfüllung dünn daraufstreichen. Die Schnitzel von einer Längsseite her aufrollen und mit Zahnstochern oder Rouladenspießchen zusammenstecken.

4. Das Rapsöl in einer beschichteten Pfanne erhitzen und die Rouladen darin rundherum etwa 5 Minuten anbraten. Den Weißwein und den Zitronensaft angießen und zugedeckt bei mittlerer Hitze 20 bis 25 Minuten schmoren lassen.
Die Rouladen aus der Pfanne nehmen, Zahnstocher oder Rouladenspieße entfernen, in dünne Scheiben schneiden und auf Tellern anrichten. Die Sahne in die Sauce rühren und mit Ahornsirup, Jodsalz und Pfeffer aus der Mühle pikant abschmecken und die Rouladenscheiben damit umgießen.

pro Portion etwa: 296 Kalorien
Dazu passen Kartoffelpüree oder Eiernudeln.

KALBSRÜCKENSTEAKS AUF PIKANTEM GEMÜSEBETT

31

Zutaten für 2 Personen:

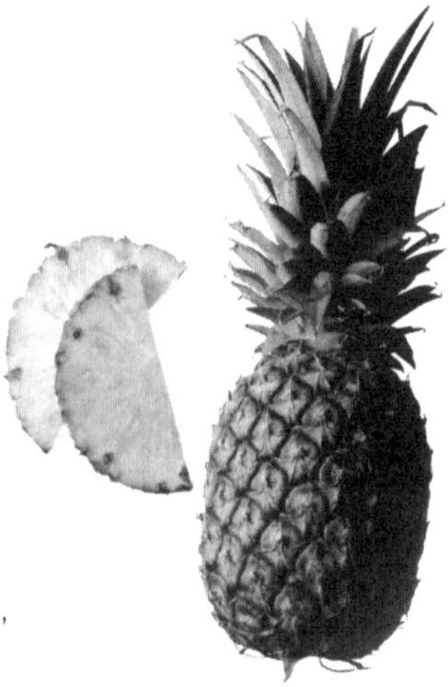

1	Knoblauchzehe
2	Frühlingszwiebeln
1	rote Paprikaschote
50 g	frische Sojasprossen
100 g	frisches Ananasfruchtfleisch
300 g	Brokkoli
4	Kalbsrückensteaks à 80 g
	Jodsalz, Pfeffer aus der Mühle
1/2 TL	Butterschmalz
1 TL	Weizenkeimöl
2 EL	Sojasauce
	etwas Apfelessig
1 EL	gehackte Kräuter (Basilikum, Schnittlauch, Petersilie)

Zubereitung:

1. Für das Gemüse die Knoblauchzehe abziehen und fein hacken. Frühlingszwiebeln und die Paprikaschote waschen, putzen und in feine Streifen schneiden. Sojasprossen verlesen, waschen und gut abtropfen lassen. Ananas in kleine Würfel schneiden. Brokkoli waschen und in Röschen teilen.

2. Die Rückensteaks mit Jodsalz und Pfeffer aus der Mühle würzen. Eine beschichtete Pfanne mit Butterschmalz ausreiben, erhitzen und die Rückensteaks darin kurz bei mäßiger Hitze braten. Herausnehmen und warm stellen.

3. Das Öl in das verbliebene Bratfett geben und den Knoblauch darin anbraten. Frühlingszwiebeln, Paprikaschoten und Brokkoliröschen kurz mitdünsten. Dann die Sprossen und die Ananaswürfel dazugeben.

4. Das Gemüse mit Sojasauce, Jodsalz, Pfeffer aus der Mühle und Apfelessig süßsauer abschmecken und auf Tellern anrichten. Die Rückensteaks darauflegen und mit den gehackten Kräutern bestreut servieren.

pro Portion etwa: 380 Kalorien

Dazu paßt Reis, leicht mit Kardamon gewürzt und anschließend in Butter mit etwas Currypulver angeschwenkt.

GEMÜSETOPF MIT LAMM-FLEISCH

Zutaten für 2 Personen:

32

200 g	Möhren
200 g	Weißkraut
200 g	Bohnen
250 g	Kartoffeln
	Jodsalz, Pfeffer aus der Mühle
1/2 TL	Kümmel
240 g	Lammfleisch
1 TL	Butterschmalz
2	Zwiebeln
1	Knoblauchzehe
je 1/2 TL	Bohnenkraut, Rosmarin, Majoran
2	Lorbeerblätter
je 4	Wacholderbeeren, Pfefferkörner
1/2 l	Fleischbrühe
1 EL	Schnittlauchröllchen

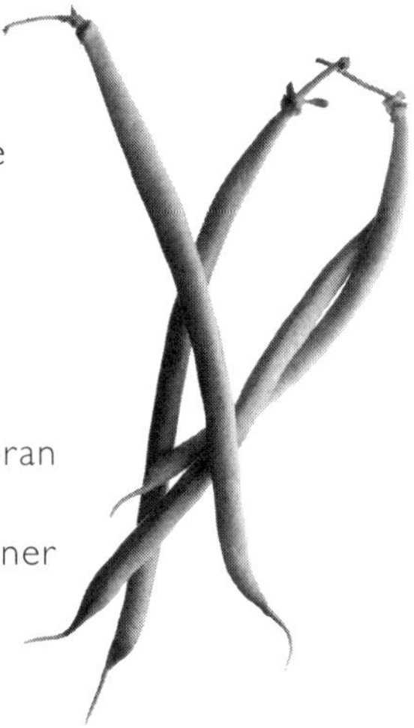

Zubereitung:

1. Möhren, Weißkraut und Bohnen putzen und in mundgerechte Stücke schneiden. Kartoffeln schälen, zerteilen und in Salzwasser mit wenig Kümmel etwa 10 Minuten vorkochen.

2. Lammfleisch unter fließendem kaltem Wasser abbrausen, trockentupfen und in daumengroße Würfel schneiden und in heißem Butterschmalz anbraten. Zwiebeln abziehen, in Würfel schneiden und dazugeben. Knoblauch abziehen und durch die Knoblauchpresse dazudrücken. Mit Bohnenkraut, Rosmarin, Majoran, Lorbeerblätter, Wacholderbeeren und Pfefferkörnern würzen.

3. Mit Fleischbrühe aufgießen, aufkochen lassen und das vorbereitete Gemüse dazugeben. Etwa 15 Minuten kochen lassen, dann die vorgekochten Kartoffeln dazugeben und weitere 5 bis 10 Minuten garen. Mit Jodsalz und Pfeffer aus der Mühle abschmecken und mit Schnittlauchröllchen bestreut servieren.

pro Portion etwa: 520 Kalorien

Vegetarische Hauptgerichte

Fleischlos glücklich

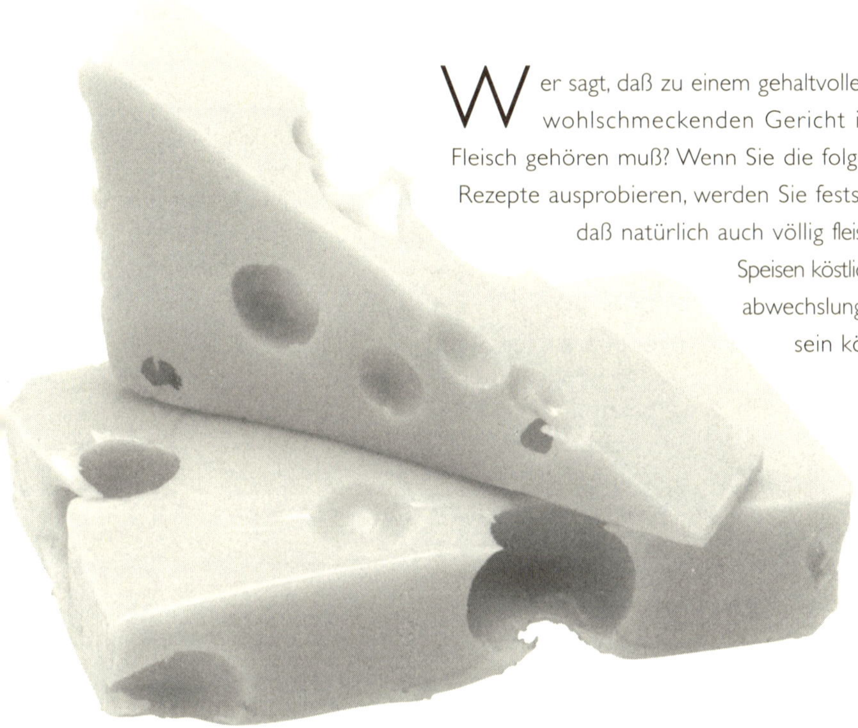

Wer sagt, daß zu einem gehaltvollen und wohlschmeckenden Gericht immer Fleisch gehören muß? Wenn Sie die folgenden Rezepte ausprobieren, werden Sie feststellen, daß natürlich auch völlig fleischlose Speisen köstlich und abwechslungsreich sein können.

Wußten Sie schon?

Grüner Spargel *wächst im Gegensatz zum weißen Spargel über der Erde. Deshalb ist sein Vitamin C-Gehalt etwas höher: 100 g grüner Spargel enthalten 45 mg Vitamin C, dies entspricht mehr als der Hälfte des Tagesbedarfs an diesem Vitamin.*

Paprikaschoten *können roh als Salat verzehrt, aber auch geschmort oder gekocht werden. Beliebt sind die Schoten auch zum Füllen. Zum Würzen eignen sich vor allem Basilikum, Knoblauch, Majoran, Paprikapulver und Rosmarin. Im Gemüsefach des Kühlschranks läßt sich Paprika gut 4 Tage frisch halten.*

Wußten Sie, daß der **Brokkoli** *der König unter den Gemüsen ist. Er weist die höchste Nährstoffdichte auf. Das bedeutet, das Verhältnis zwischen Kaloriengehalt und vorhandenen Inhaltsstoffen ist hier am größten.*

EIERBRÖTCHEN AUF RUCOLA MIT SPARGELSALAT

33

Zutaten für 2 Personen:

je 300 g	weißer Spargel, grüner Spargel
Saft von 1/2	Zitrone
	Jodsalz, 1 TL Zucker
300 g	Stangenweißbrot
2	Eier
je 50 ml	Sahne, Milch
1 Msp.	geriebene Muskatnuß
1 EL	Butterschmalz zum Ausbacken
2	Tomaten
1	Knoblauchzehe
1 EL	fein geschnittenes Basilikum
80 g	geriebener Allgäuer Emmentaler
4 cl	Weißwein
2 EL	Keimöl
2 EL	Obstessig
2 EL	Balsamessig
je 1 TL	Schnittlauchröllchen, gehackte Petersilie fein geschnittener Dill
50 g	Rucolasalat

Zubereitung:

1. Weißen Spargel schälen, grünen Spargel nur waschen und am unteren Drittel schälen. Aus 1 Liter Wasser, Zitronensaft, 1/2 Teelöffel Jodsalz und 1 Teelöffel Zucker einen Sud herstellen und als erstes den weißen Spargel in den kochenden Sud geben. Nach etwa 4 Minuten den grünen Spargel dazugeben und beides in etwa 8 Minuten auf Biß garen. Den Spargel herausnehmen und auskühlen lassen.

3. Stangenweißbrot in Scheiben schneiden. Eier mit Sahne und Milch verquirlen und mit Jodsalz, Pfeffer aus der Mühle und wenig Muskat

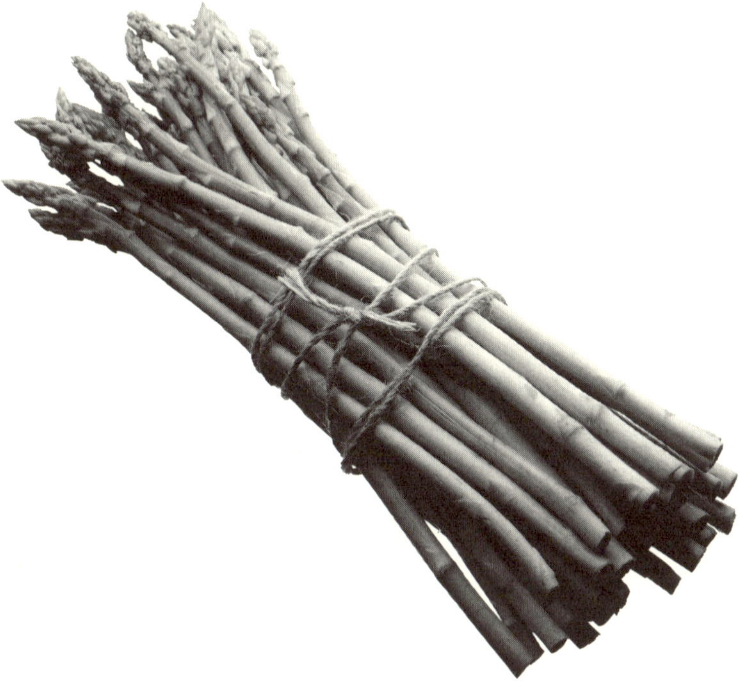

würzen. Die Weißbrotscheiben in die Eiermasse legen und ansaugen lassen. In heißem Butterschmalz von beiden Seiten goldgelb ausbacken.

4. Inzwischen Tomaten kurz brühen, enthäuten, vierteilen, die Kerne entfernen und das Fruchtfleisch in feine Würfel schneiden. Etwa 1 Eßlöffel für die Spargelmarinade beiseite stellen.

5. Knoblauch abziehen, durch die Knoblauchpresse drücken und mit den restlichen Tomatenwürfeln, fein geschnittenem Basilikum und Pfeffer aus der Mühle vermischen. Die Masse auf die Eierbrötchen geben, mit geriebenem Allgäuer Emmentaler bestreuen und im Backrohr bei 200 °C (Gas Stufe 4) einige Minuten überbacken.

6. Aus Weißwein, Keimöl, Obstessig, Balsamessig, Schnittlauch, Petersilie, Dill, dem Eßlöffel Tomatenwürfel und Jodsalz eine Marinade herstellen. Über den Spargel geben und ziehen lassen. Die Eierbrottörtchen auf den Rucolasalat setzen und anrichten. Den Spargelsalat dazu servieren.

pro Portion etwa: 976 Kalorien

FRISCHKÄSE-KRÄUTERKLÖSSCHEN MIT STANGENSPARGEL UND BASILIKUMTOMATEN

34

Zutaten für 2 Personen:

300 g	weißer Spargel	1 EL	gehackte Kräuter (Petersilie, Dill, Schnittlauch)
300 g	grüner Spargel		Jodsalz, Pfeffer aus der Mühle,
	Jodsalz	1 Msp.	gemahlene Muskatnuß
1 TL	Zucker		
1 EL	Butter		

Kräuterklößchen:

50 g	Butter
2	Eigelb
100 g	Frischkäse
50 g	Quark
100 g	Weizengrieß

Basilikumtomaten:

2	Fleischtomaten
1 TL	Butter
1 kl. Bund	Basilikum
	Jodsalz, weißer gemahlener Pfeffer

Zubereitung:

1. Weißen Spargel schälen, grünen Spargel nicht oder nur am unteren Drittel. Aus 1 Liter Wasser, 1/2 Teelöffel Jodsalz, dem Zucker und der Butter einen Sud herstellen. Als erstes den weißen Spargel in den kochenden Sud geben. Nach etwa 4 Minuten den grünen Spargel dazugeben und beides zusammen etwa 8 Minuten auf Biß garen. Den Spargel in etwas Sud warm stellen.

2. Für die Kräuterklößchen Butter mit dem Eigelb schaumig rühren. Frischkäse und den Quark dazugeben, gut durchrühren und zum Schluß den Grieß und die gehackten Kräuter unter die Masse arbeiten. Mit Jodsalz, Pfeffer aus der Mühle und Muskat würzen. Die Klößchenmasse kurze Zeit ruhen lassen und dann Klößchen oder mit 2 Teelöffeln Nockerl formen und gleich in siedende Spargelbrühe geben. Etwa 10 Minuten leicht kochen und weitere 5 Minuten zugedeckt garziehen lassen.

4. Die Tomaten kurz brühen, enthäuten, vierteilen, die Kerne entfernen und das Fruchtfleisch in feine Würfel schneiden. Butter zerschmelzen, die Tomatenwürfel darin angehen lassen. Basilikumblätter kleinschneiden und dazugeben. Mit wenig Jodsalz und weißem Pfeffer würzen.

5. Den Spargel aus dem Sud nehmen und anrichten. Die Frischkäse-Kräuterklößchen daraufsetzen und mit den Basilikumtomaten überziehen.

pro Portion etwa: 690 Kalorien

PAPRIKAPOLENTA MIT ZUCCHINO

35

Zutaten für 2 Personen:

1	Thymianzweig
1 Zweig	Oregano
1/4 l	Gemüsebrühe
80 g	Polenta (Maisgrieß)
1/2 TL	Butter für die Form
je 1	Zwiebel, Knoblauchzehe
je 1	rote Paprikaschote, gelbe Paprikaschote
1 Msp.	Paprikapulver (edelsüß),
1 Msp.	Kreuzkümmel
1 Msp.	Cayennepfeffer
	Jodsalz, Pfeffer aus der Mühle
80 g	Bauernkäse (Butterkäse)
Schale von 1	Zitrone
1	Zucchino
1 TL	Zitronensaft

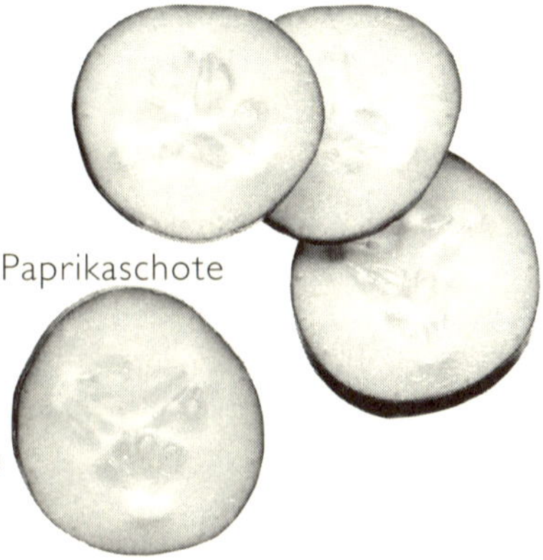

Zubereitung:

1. Thymian und Oregano abzupfen und die Blättchen in einen heißen Topf geben. Mit der Gemüsebrühe auffüllen. Polenta einrieseln lassen und unter ständigem Rühren etwa 3 Minuten aufkochen lassen. Den Topf abdecken, die Polenta auf der ausgeschalteten Herdplatte noch etwa 10 Minuten nachquellen lassen.

2. Eine Gratinform mit Butter auspinseln. Den Polentabrei hineinstreichen und abkühlen lassen. Inzwischen die Zwiebel und den Knoblauch abziehen und fein hacken. Die Paprikaschoten waschen, halbieren, entkernen und klein würfeln.

3. Eine beschichtete Pfanne mit Olivenöl ausreiben, erhitzen und die Zwiebel, Knoblauch, Paprikaschote und die Gewürze unter Rühren darin 2 Minuten andünsten. Den Bauernkäse grob raspeln, mit der Zitronenschale und den Kräutern unter das Gemüse ziehen. Zucchino waschen, in dünne Streifen schneiden, mit Zitronensaft und Jodsalz würzen und auf die Polenta schichten.

4. Paprikagemüse über die Zucchinostreifen verteilen und das Gericht in der Mitte des vorgeheizten Backofens bei 200 °C (Gas Stufe 4) 20 bis 25 Minuten backen und sofort servieren.

pro Portion etwa: 398 Kalorien

LECKERE ROSENKOHL-QUICHE MIT PAPRIKA

36

Zutaten für 4 Personen:

160 g	Weizenmehl
40 g	Butter
300 g	Magerquark
	Jodsalz, Pfeffer aus der Mühle
2	Zwiebeln
je 1	Knoblauchzehe, rote Paprikaschote
1/2 Tasse	Gemüsebrühe
100 g	Camembert
2	Eier
100 ml	Milch
1/2 TL	getrockneter Oregano
500 g	Rosenkohl
2 EL	Semmelbrösel

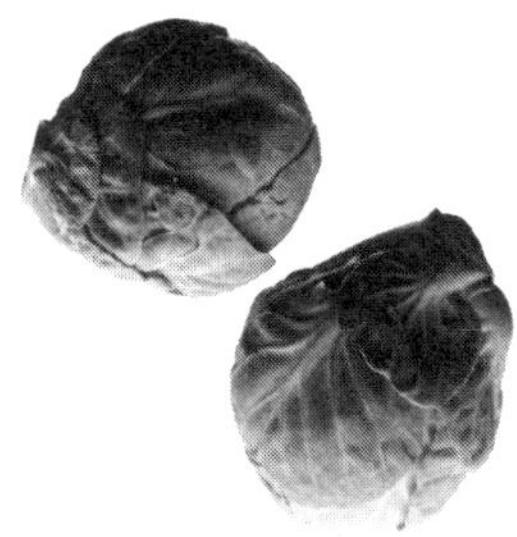

Zubereitung:

1. Für den Teig das Weizenmehl mit der grob gehackten Butter verreiben. 200 g Magerquark und 1/2 TL Jodsalz dazugeben. Alles zu einem glatten Teig verkneten, zu einer Kugel formen und 30 Minuten kühl stellen.

2. Inzwischen für den Belag Zwiebeln und Knoblauch abziehen und fein hacken. Paprikaschote putzen und in zentimetergroße Würfel schneiden. Eine beschichtete Pfanne erhitzen und die Zwiebeln, Knoblauch und Paprikaschote darin ohne Fettzugabe mit wenig Gemüsebrühe andünsten.

3. Den Camembert grob hacken, mit dem übrigen Quark, Eiern, Milch und Oregano verrühren. Rosenkohl putzen, halbieren und in Salzwasser bißfest garen. Kalt abschrecken und abtropfen lassen.

4. Den Teig zu einer Platte von 32 Zentimeter Durchmesser ausrollen und weitere 15 Minuten kühl stellen. Den Backofen inzwischen auf 200 °C (Gas Stufe 4) vorheizen. Eine Quicheform (28 cm Durchmesser) ausfetten. Den Boden und Rand mit Teig auslegen und mit Semmelbrösel bestreuen.

5. Den Rosenkohl mit Jodsalz und Pfeffer aus der Mühle würzen, in die Form geben und die Zwiebel-Paprika-Mischung und Käsemasse darauf verteilen. Die Quiche auf der untersten Schiene des Backofens 30 Minuten backen.

pro Portion etwa: 763 Kalorien

VOLLKORNSPAGHETTI MIT PIKANTEM KÜRBISRAGOUT

37

Zutaten für 2 Personen:

120 g	Vollkornspaghetti
	Jodsalz,
100 g	Brokkoliröschen
200 g	Kürbis
1	rote Paprikaschote
2	Champignons
100 ml	Gemüsebrühe
	Pfeffer aus der Mühle
1 Msp.	Koriander gemahlen
2	Dillzweige
1 EL	Sahne

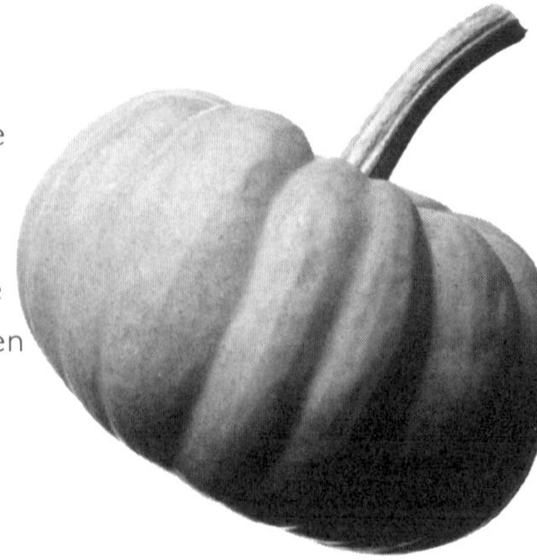

Zubereitung:

1. Vollkornspaghetti nach Packungsanleitung in reichlich Salzwasser bißfest garen, in ein Sieb abschütten, mit kaltem Wasser abschrecken und abtropfen lassen.

2. Inzwischen den Brokkoli waschen, putzen und in Röschen teilen. Kürbis schälen und in feine Würfel schneiden. Salzwasser zum Kochen bringen und das Gemüse darin blanchieren.

3. Paprikaschote entkernen, waschen und in Würfel schneiden. Champignons in kleine Würfel schneiden und in einer Pfanne mit wenig Brühe andünsten. Brokkoli, Kürbis und Paprikaschoten dazugeben. Mit Jodsalz, Pfeffer und Koriander würzen.

4. Mit der restlichen Brühe auffüllen und das Ganze reduzieren lassen, bis die Flüssigkeit gerade noch den Boden bedeckt. Dillspitzen von den Zweigen zupfen, kleinschneiden und mit der Sahne zum Gemüse geben. Die Nudeln dazugeben, erhitzen, falls nötig etwas nachwürzen und anrichten.

pro Portion etwa: 290 Kalorien

KRÄUTERPFANNKUCHEN GEFÜLLT MIT PFIFFERLINGEN

38

Zutaten für 2 Personen:

Pfannkuchenteig:

120 g	Mehl
etwa 1/8 l	Milch
2	Eier
	Jodsalz, Pfeffer aus der Mühle
1 Msp.	gemahlene Muskatnuß
2 EL	fein gehackte Kräuter (Schnittlauch, Petersilie, Dill)
2 TL	Butterschmalz

Füllung:

2	Tomaten
1	Frühlingszwiebel
1 TL	Butterschmalz
300 g	Pfifferlinge
1/8 l	Gemüsebrühe
1 EL	fein gehackte Kräuter (Schnittlauch, Petersilie, Dill)
	Jodsalz, Pfeffer aus der Mühle
2 EL	Sahne

Zubereitung:

1. Für den Pfannkuchenteig Mehl, Milch und Eier verrühren und mit Jodsalz, Pfeffer aus der Mühle, Muskat und feingehackten Kräutern würzen. Portionsweise Pfannkuchen in heißem Butterschmalz ausbacken und warm stellen.

2. Für die Füllung Tomaten brühen, häuten, entkernen und in Würfel schneiden. Frühlingszwiebeln in feine Ringe schneiden und im heißen Butterschmalz angehen lassen. Pfifferlinge putzen, mit Küchenkrepp reinigen und in mundgerechte Stücke schneiden und dazugeben.

3. Mit Brühe auffüllen, Schnittlauchröllchen, gehackte Petersilie und Dill dazugeben und mit Jodsalz und Pfeffer aus der Mühle würzen. Die Pilze etwa 5 bis 8 Minuten auf Biß garen.
Etwa zwei Drittel der Tomatenwürfel dazugeben, mit Sahne aufgießen und leicht cremig einkochen lassen. Zum Schluß mit Jodsalz und Pfeffer aus der Mühle abschmecken.

4. Die Pfannkuchen auf Tellern flach auslegen, Pilzefüllung daraufgeben und zusammenklappen. Mit den restlichen Tomatenwürfeln und einigen Schnittlauchröllchen bestreuen und servieren.

pro Portion etwa: 496 Kalorien

Hauptgerichte mit Fisch

Gesundes aus Neptuns Netz

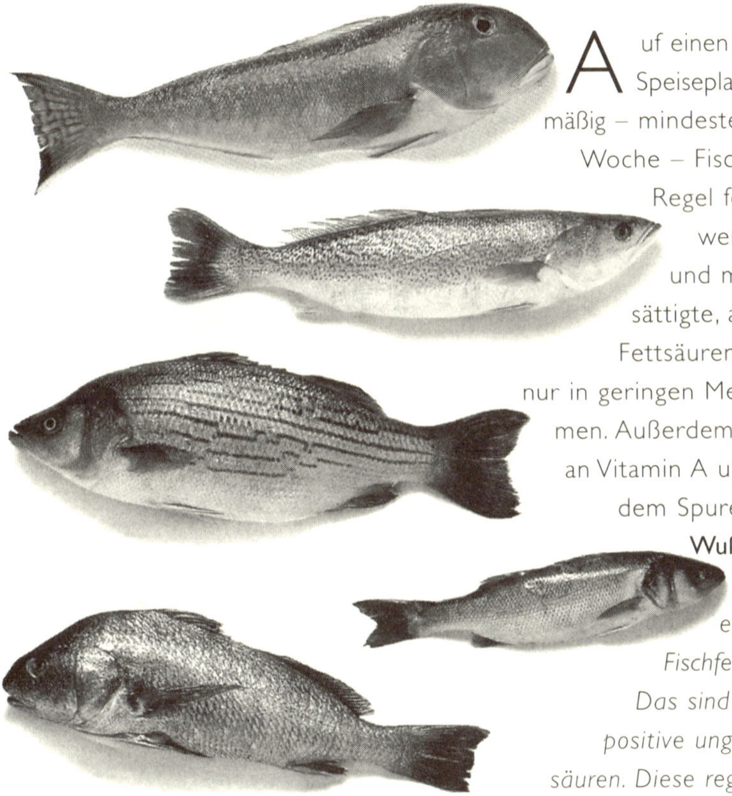

Auf einen ausgewogenen Speiseplan gehört regelmäßig – mindestens einmal pro Woche – Fisch. Er ist in der Regel fettarm, enthält wertvolles Eiweiß und mehrfach ungesättigte, also essentielle Fettsäuren, die in Fleisch nur in geringen Mengen vorkommen. Außerdem ist Fisch reich an Vitamin A und D sowie an dem Spurenelement Jod.

Wußten Sie schon?

Forelle

enthält nur 2 g Fischfett pro 100 g. Das sind hauptsächlich positive ungesättigte Fettsäuren. Diese regulieren den Blutfett- und Cholesterinspiegel. Das Fischfett ist Träger der lebensnotwendigen Vitamine A, D und E. Diese Vitamine sorgen für gesunde Knochen, schöne Haut, glänzende Haare und gute Augen. Die Forelle enthält außerdem reichlich nervenstärkende B-Vitamine: B2, B6, B12 und Niacin.

FILET VOM BACHSAIBLING MIT GEMÜSEGRAUPEN

39

Zutaten für 2 Personen:

1/2	Zwiebel
1	Lorbeerblatt
3	Nelken
90 g	Gerstengraupen
1/2 l	Gemüsebrühe
200 g	Lauch
100 g	Sellerie
200 g	Möhren
300 g	Bachsaiblingfilet
1 TL	Zitronensaft
	Jodsalz, Pfeffer aus der Mühle
1 TL	Butter

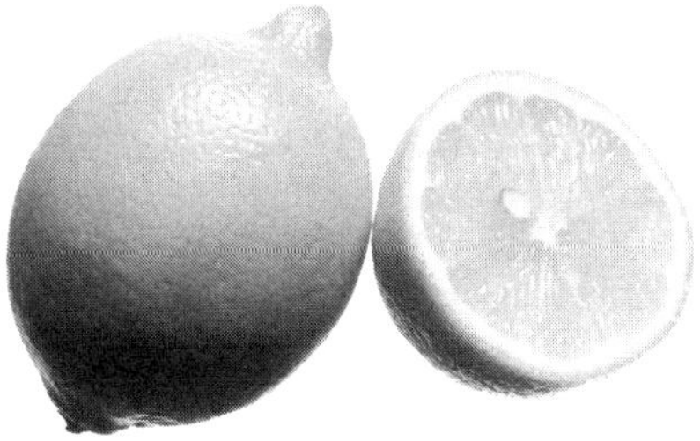

Zubereitung:

1. Die Zwiebelhälfte abziehen und das Lorbeerblatt mit Hilfe der Gewürznelken darauf feststecken. Die Graupen kalt abbrausen und in der Gemüsebrühe mit der gespickten Zwiebel etwa 20 bis 30 Minuten weich kochen.

2. Inzwischen das Gemüse je nach Art putzen, waschen, schälen und in kleine Würfel schneiden. Die Fischfilets unter fließendem kaltem Wasser abbrausen, trockentupfen und mit etwas Zitronensaft marinieren.

3. Die Gemüsewürfel zu den Graupen geben, mit wenig Jodsalz und Pfeffer aus der Mühe abschmecken und gar ziehen lassen.

4. Die Fischfilets mit Jodsalz und Pfeffer würzen und in mäßig heißer Butter, beidseitig etwa 4 bis 5 Minuten braten. Die gespickte Zwiebel aus den Graupen entnehmen, die Graupen abschmecken und mit dem Bachsaibling anrichten.

pro Portion etwa: 396 Kalorien

GESCHNETZELTES ROTBARSCH-FILET IN ESTRAGON-SENFSAUCE

40

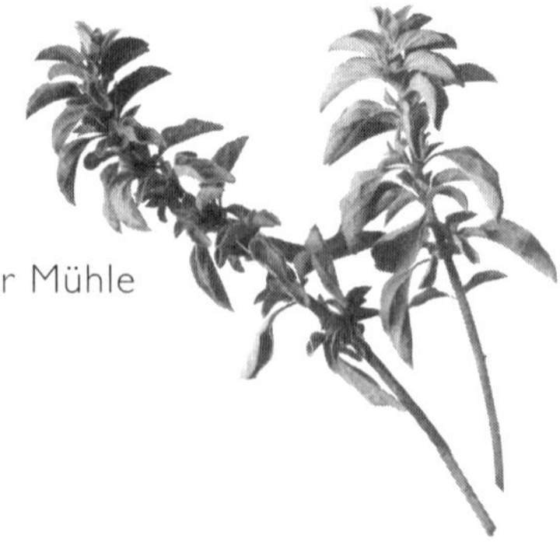

Zutaten für 2 Personen:

300 g	Rotbarschfilets
1 TL	Zitronensaft
	Jodsalz, Pfeffer aus der Mühle
1	kleine Zwiebel
1 TL	Butter
1/2 TL	Honig
etwa 1/4 l	Gemüsebrühe
50 ml	Sahne
1 TL	scharfer Senf
1 Zweig	frischer Estragon

Zubereitung:

1. Die Rotbarschfilets mit kaltem Wasser abbrausen, trockentupfen, in Streifen schneiden und mit Zitronensaft beträufeln. Mit Jodsalz und Pfeffer aus der Mühle würzen und etwa 10 Minuten marinieren lassen.

2. Inzwischen die Zwiebel abziehen und in feine Würfel schneiden. Für die Sauce Butter erhitzen und die Zwiebelwürfel mit dem Honig darin anschwitzen, ohne Farbe annehmen zu lassen. Mit der Gemüsebrühe auffüllen und etwas reduzieren lassen.

3. Die Sahne mit dem Senf verrühren. Estragon waschen, trockenschütteln, kleinschneiden und mit der Senfmischung in die Sauce geben. Mit Jodsalz und Pfeffer aus der Mühle würzen. Die Rotbarschfilets in die Senfsauce geben und darin etwa 10 Minuten bei geringer Hitzezufuhr garziehen lassen. Abschmecken und gleich anrichten.

pro Portion etwa: 158 Kalorien
Dazu passen Eiernudeln, in Butter mit etwas Safran geschwenkt oder Dampfkartoffeln.

GRATINIERTE AUSTERN

41

Zutaten für 2 Personen:

1	kleine Zwiebel
2 Scheiben	Frühstücksspeck
1	grüne Paprikaschote
1	rote Chilischote
2 EL	geriebener Parmesankäse
4 EL	Paniermehl
	Jodsalz
	Pfeffer aus der Mühle
2 EL	weiche Butter
8	Austern ohne Oberschale (geöffnet)

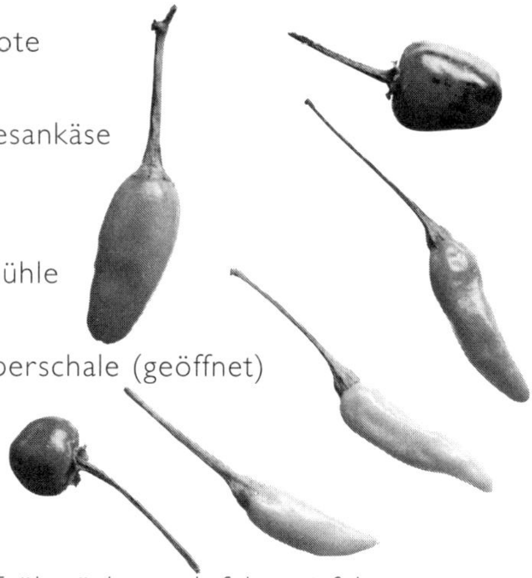

Zubereitung:

1. Die Zwiebel abziehen und mit dem Frühstücksspeck fein würfeln. Paprikaschote waschen, entkernen und in kleine Würfel schneiden. Chilischote entkernen und fein hacken.

2. Das Ganze mit dem Parmesan und dem Paniermehl in eine Schüssel geben und mit Jodsalz und Pfeffer aus der Mühle kräftig würzen. Die Austern mit der Schale auf ein mit Backpapier belegtes Backblech setzen und mit der Mischung bestreuen.

3. Butterflöckchen daraufsetzen und im vorgeheizten Bratrohr bei 180 °C (Gas Stufe 3) etwa 12 Minuten überbacken, dann etwas ausdampfen lassen und servieren.

pro Portion etwa: 293 Kalorien
Dazu paßt frisch aufgebackenes Kräuterbutterbaguette.

KRÄUTERLACHS AUS DER FOLIE

42

Zutaten für 2 Personen:

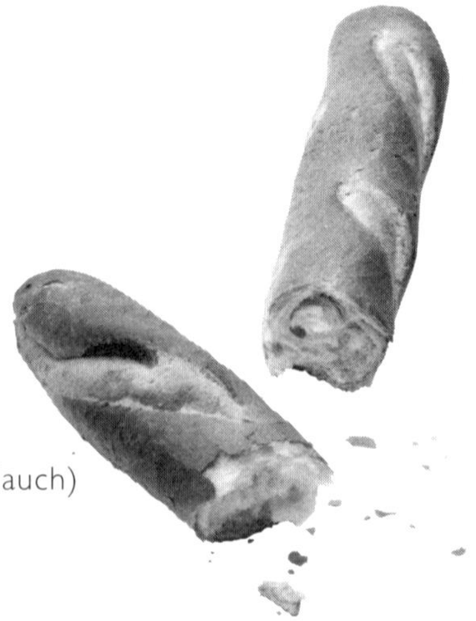

300 g	Lachsfilet
1 TL	Zitronensaft
	Jodsalz
	weißer Pfeffer
1	Frühlingszwiebel
1	Möhre
2 EL	gehackte Kräuter (Dill, Petersilie, Schnittlauch)
2 EL	Gemüsebrühe
1 TL	Butter

Zubereitung:

1. Das Lachsfilet mit kaltem Wasser abbrausen, trockentupfen, mit Zitronensaft beträufeln und mit Jodsalz und Pfeffer aus der Mühle würzen.

2. Die Frühlingszwiebeln putzen, waschen und in Scheiben schneiden. Die Möhren putzen, schälen und in feine Streifen schneiden. Ein großes Stück Alufolie mit Öl bestreichen und das Lachsfilet darauflegen.

3. Das Gemüse zusammen mit den Kräutern über dem Fischfilet verteilen und mit wenig Gemüsebrühe angießen. Die Butterflocken auf das Gemüse setzen und die Folie rundherum gut verschließen.

4. Den eingepackten Fisch im Bratrohr bei 200 °C (Gas Stufe 4) etwa 15 bis 20 Minuten garen. Herausnehmen, mit einer Gabel vorsichtig einige Löcher in die Folie stechen, damit der heiße Dampf entweichen kann. Dann die Folie öffnen und den Kräuterlachs anrichten.

pro Portion etwa: 388 Kalorien
Dazu passen Eiernudeln oder Schnittlauchkartoffeln.

CHINAKOHLRÖLLCHEN VOM KABELJAU

43

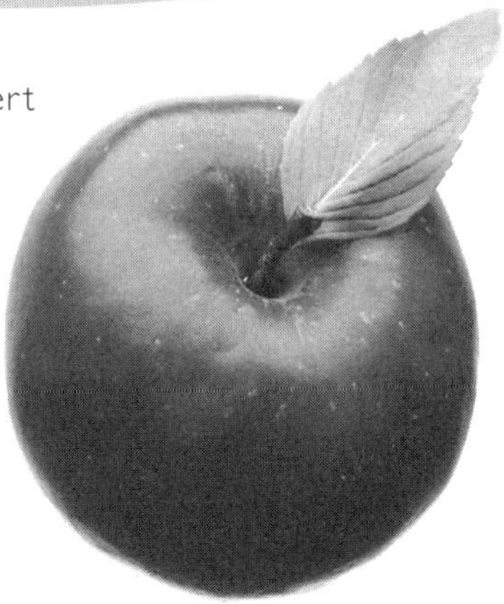

Zutaten für 2 Personen:

90 g	Naturreis, halbpoliert
240 g	Kabeljaufilet
4 große	Chinakohlblätter
	Jodsalz, Pfeffer
1	Eiweiß
2 EL	Joghurt
1 Tl	Zitronensaft
2	Schalotten
1 kleiner	Apfel
1/2 TL	Butter
2 Msp.	Currypulver
1 TL	Kartoffelmehl
1/4 l	Gemüsebrühe

1. Den Reis in reichlich Salzwasser bißfest garen. Fischfilet waschen, trockentupfen, in große Würfel schneiden und im Mixer pürieren und anschließend kalt stellen. Es ist sehr wichtig, daß der Fisch gut kalt ist, da sonst die Fischfarce nicht bindet.

2. Inzwischen die Chinakohlblätter 2 bis 3 Minuten in kochendem Salzwasser blanchieren, sofort abschrecken und trockentupfen. Die grobe Mittelrippe und den dicken Teil des Blattes abschneiden.

3. Zuerst das Eiweiß, dann den Joghurt unter das Fischpüree mischen. Die Fischfarce mit wenig Jodsalz, Pfeffer aus der Mühle und dem Zitronensaft abschmecken und auf die mit wenig Jodsalz und Pfeffer gewürzten Chinakohlblätter verteilen. Die Blätter seitlich über die Füllung schlagen, dann die Roulade zusammenrollen. Mit Zahnstocher feststecken. Die Schalotten abziehen, zusammen mit dem geschälten und entkernten Apfel fein würfeln und beides in der mäßig heißen Butter andünsten. Das Currypulver und das Kartoffelmehl hineinstreuen und mit der Gemüsebrühe angießen. Die Sauce aufkochen, dabei mehrmals umrühren. Die Fischröllchen hineingeben und 15 Minuten bei geringer Hitze dünsten.

4. Die Sauce abschmecken, die Fischröllchen aus der Sauce heben, die Zahnstocher entfernen und mit dem Reis anrichten.

pro Portion etwa: 348 Kalorien

ROSMARINFORELLE AUS DEM PERGAMENTMANTEL

44

Zutaten für 2 Personen:

2 küchenfertige	Forellen (à 250 g)
1 EL	Zitronensaft
	Jodsalz
	Pfeffer aus der Mühle
2	Knoblauchzehen
2	Rosmarinzweige
4	EL Weißwein

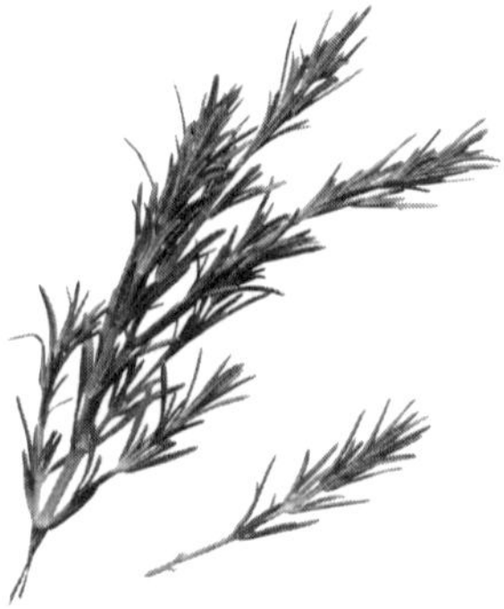

Zubereitung:

1. Zwei ausreichend große Stücke Pergamentpapier abschneiden und flach auslegen. Die Forellen unter kaltem Wasser abbrausen und mit Küchenkrepp trockentupfen.

2. Die Forellen mit Zitronensaft beträufeln und mit Jodsalz und Pfeffer aus der Mühle würzen. Knoblauch abziehen und kleinschneiden. Rosmarinzweige abbrausen, trockenschütteln und mit dem Knoblauch in die Forellen füllen.

3. Je eine Forelle auf ein Stück Pergamentpapier legen, die überstehenden Ecken hochziehen, so daß das Papier ein Behältnis formt.
Je 2 Eßlöffel Weißwein dazu gießen und das Papier locker über den Forellen zusammenfalten.

4. Die Forellen im vorgeheizten Bratofen bei 220 °C etwa 15 bis 20 Minuten garen. Die Fischpäckchen auf Teller geben, oben vorsichtig öffnen, damit der heiße Dampf entströmen kann und sofort servieren.

pro Portion etwa: 144 Kalorien
Dazu paßt ein Naturreis mit kleingeschnittenem Gemüse oder Dampfkartoffeln, leicht in Butter mit etwas Dill geschwenkt.

Süße Sünden

Das süße Finale

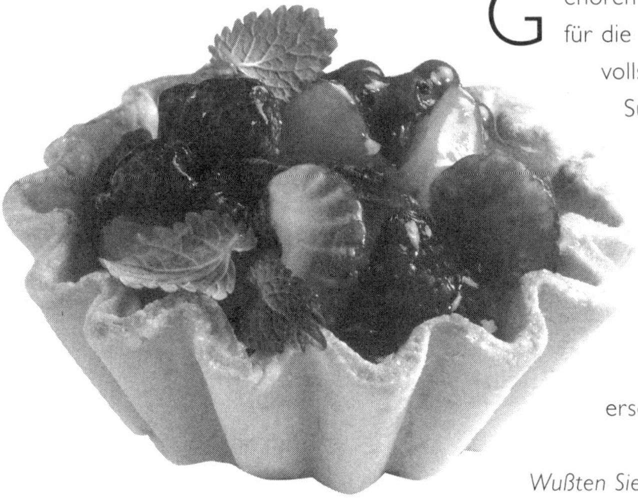

Gehören Sie auch zu den Menschen, für die ein kleines Essen erst dann vollständig ist, wenn eine »süße Sünde« den Abschluß bildet? Die folgenden Rezepte wollen Ihnen zeigen, daß die natürliche Süße und das Aroma reifer Früchte den Geschmack manch fettreicher Nachspeise voll ersetzen.

Wußten Sie, daß ***Erdbeeren*** *früher sogar als Heilmittel gegen Gicht, Rheuma und Blutarmut eingesetzt wurden? Auch heute noch werden Erdbeerkuren von der Naturmedizin gegen Gicht und Rheuma empfohlen. Darüber hinaus sind Erdbeeren reich an Vitamin A, B1, B2, C sowie an Calcium, Eisen, Kalium und Folsäure und tragen somit zur Versorgung mit wichtigen Vitaminen und Mineralstoffen bei.*

ERDBEER-GRIESS-TÖRTCHEN

45

Zutaten für 2 Personen:

1/4 l	Milch
1	Vanilleschote
30 g	Hartweizengrieß
40 g	Zucker
	Schale einer halben Zitrone
3 Blatt	weiße Gelatine
100 ml	Sahne
100 g	Erdbeeren
1 TL	Staubzucker

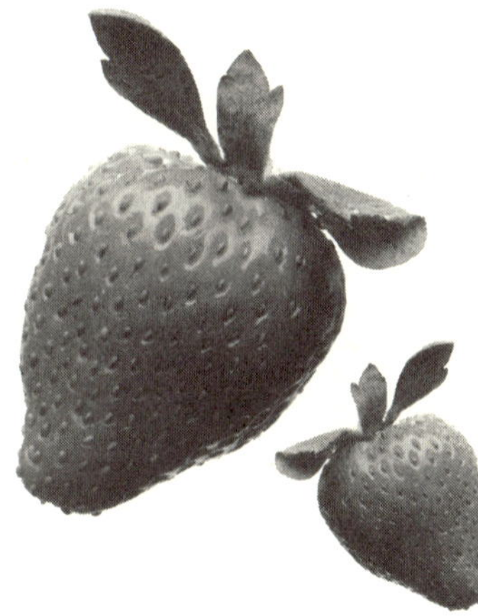

Zubereitung:

1. Milch, den Zucker und das Ausgekratzte einer Vanilleschote aufkochen lassen. Grieß unter ständigem Rühren in die kochende Milch einstreuen und bei geringer Hitze etwa 5 Minuten kochen und dann auskühlen lassen.

2. Zitronenschale abreiben und unter den kalten Grießbrei geben. Gelatine in kaltem Wasser einweichen, ausdrücken, erwärmen und dabei auflösen. Die aufgelöste Gelatine unter die Masse ziehen und gleich darauf die steif geschlagene Sahne sehr locker unterheben.

3. Förmchen mit kaltem Wasser ausspülen und die Masse rasch einfüllen. Etwa 4 bis 5 Stunden, am besten über Nacht, im Kühlschrank stocken lassen. Die GrießTörtchen aus den Förmchen stürzen, Erdbeeren in Scheiben schneiden und darauf verteilen. Mit wenig Staubzucker bestäuben und servieren.

pro Portion etwa: 406 Kalorien

TIRAMISU MIT JOGHURT UND QUARK

Zutaten für 2 Personen:

46

1/8 l	Milch
3 Blatt	weiße Gelatine
20 g	Zucker
Mark von 1	Vanilleschote
1/2 Päckchen	Vanillepuddingpulver (20 g)
1	Eiweiß (steif geschlagen)
100 g	Quark
100 g	Joghurt
100 g	Löffelbiskuits
50 ml	starker Kaffee
1 TL	Kakaopulver

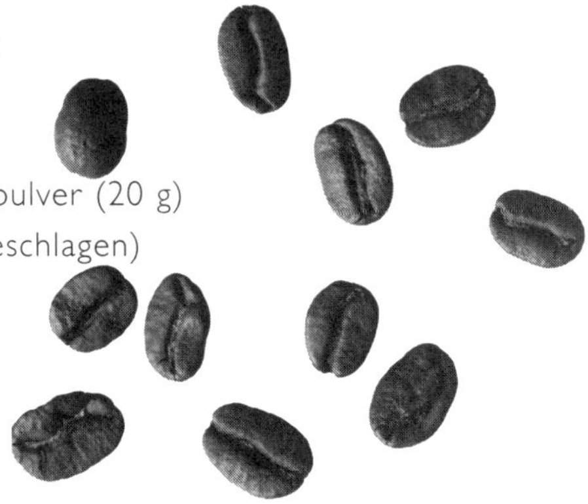

Zubereitung:

1. Die Milch zum Kochen bringen. Gelatine in kaltem Wasser einweichen, ausdrücken und in die heiße Milch geben. Die Milch mit Zucker süßen und das Vanillemark dazugeben. Vanillepuddigpulver in kalter Milch glattrühren und unter ständigem Rühren dazugeben.

2. Die Masse aufkochen lassen, vom Herd nehmen und das steif geschlagene Eiweiß vorsichtig unterheben. Den Quark mit dem Joghurt in einem Schlagkessel verrühren und die Milchmasse locker unterrühren.

3. Eine rechteckige Form mit Löffelbiskuits auslegen und mit Kaffee tränken. Die Hälfte der Masse einfüllen, eine Schicht Löffelbiskuits darauflegen, tränken und die restliche Masse darauf verteilen.

4. Mit dem Teigschaber die Masse glattstreichen und das Ganze im Kühlschrank 2 bis 3 Stunden, am besten über Nacht, kalt stellen. Vor dem Servieren aus der Form lösen, mit Kakao bestäuben, portionieren und anrichten.

pro Portion etwa: 436 Kalorien

MIT BLAUBEEREN GEFÜLLTE FEIGEN

47

Zutaten für 2 Personen:

6	frische, reife Feigen
80 g	frische Blaubeeren
1 TL	flüssiger Honig
1 EL	geriebene Walnüsse
1 EL	geriebene, geschälte Mandeln
1 EL	gehackte Pistazienkerne (natur, nicht gesalzen)

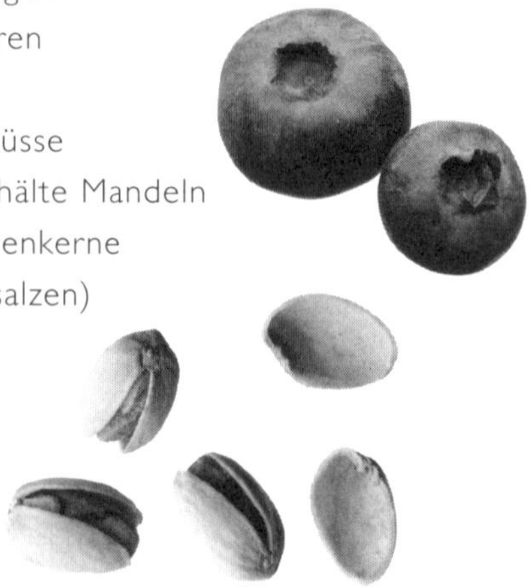

Zubereitung:

1. Die Stielansätze von den Feigen entfernen. Früchte von oben nach unten in Viertel teilen. Dabei die Schale unten nicht ganz durchschneiden, damit die Früchte zusammenhalten.

2. Blaubeeren waschen, mit Küchenkrepp trockentupfen und mit dem Honig in einen Mixbecher geben. Mit dem Pürierstab pürieren und nach und nach die geriebenen Walnüsse und Mandeln einrieseln lassen, so daß eine zähe Masse entsteht.

3. Die Feigen auf Tellern anrichten, aufklappen und mit der Blaubeermasse füllen. Einige gehackte Pistazien darüberstreuen und servieren.

pro Portion etwa: 251 Kalorien

FRUCHTIGER EXOTENCOCKTAIL

48

Zutaten für 2 Personen:

1/2	Babyananas
1	Kaki
1	Kiwi
1/2	Zuckermelone
1	Feigen
1	Banane
Saft von 1	Zitrone
1 EL	Honig
2 cl	Maraschino
	etwas Puderzucker

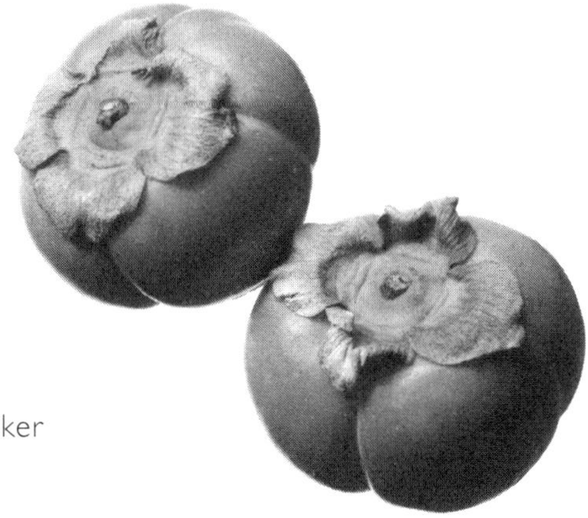

Zubereitung:

1. Die Babyananas schälen, den harten Mittelstrang herausschneiden und in Stücke schneiden. Die Kaki und die Kiwi schälen und in Würfel schneiden. Die Zuckermelone entkernen, schälen und das Fruchtfleisch in Würfel schneiden.

2. Zum Schluß die Feigen in Spalten schneiden, Banane schälen, in Scheiben schneiden und mit Zitronensaft beträufeln. Alle Früchte locker miteinander vermengen.

3. Aus dem restlichen Zitronensaft mit dem Honig und etwas Maraschino eine Marinade rühren und unter die Früchte heben. Abschmecken, wenn nötig mit Puderzucker nachsüßen und dekorativ anrichten.

pro Portion etwa: 328 Kalorien

ROT-GELB-GRÜN – DIE FRUCHTIGE GRÜTZE

49

Zutaten für 2 Personen:

80 g	Erdbeeren
2	Kiwis
4	Aprikosen
1 TL	Kartoffelmehl
1/8 l	Aprikosensaft
2 EL	Zucker

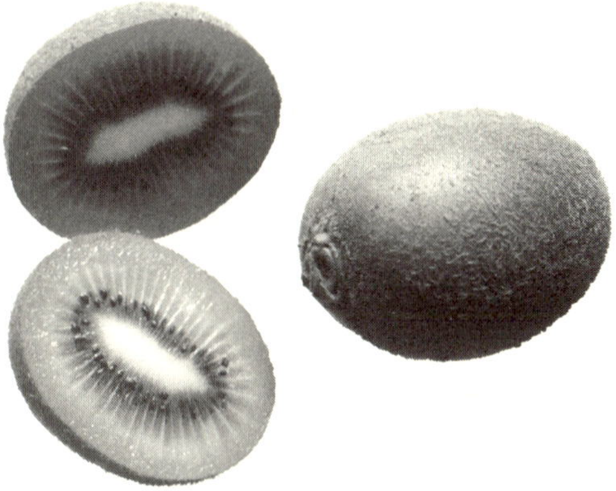

Zubereitung:

1. Erdbeeren putzen und kleinschneiden. Die Kiwis schälen, halbieren und in kleinere Würfel schneiden. Die Aprikosen mit heißem Wasser überbrühen, abziehen, entkernen und ebenfalls in kleine Würfel schneiden.

2. Das Kartoffelmehl mit etwas kaltem Fruchtsaft anrühren. Den restlichen Saft mit dem Zucker aufkochen. Das angerührte Kartoffelmehl dazugeben und 2 Minuten unter ständigem Rühren kochen lassen.

3. Vom Herd nehmen, die vorbereiteten Früchte untermischen und etwa 10 Minuten durchziehen lassen. Die Grütze in Gläser füllen und erkalten lassen.

pro Portion etwa: 170 Kalorien

TEECREME MIT MARINIERTEN BANANEN

50

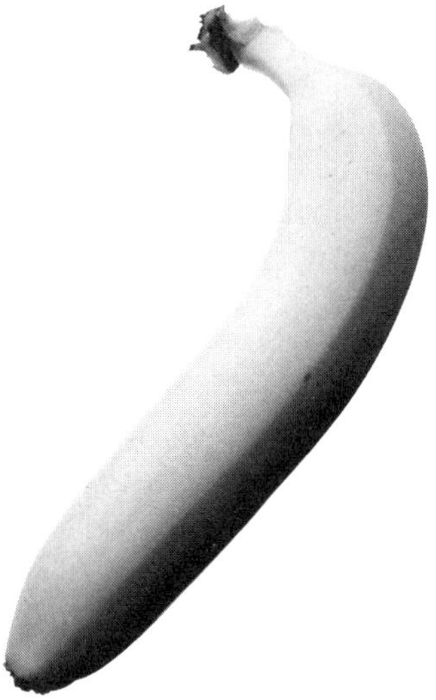

Zutaten für 2 Personen:

2 Teebeutel	Früchtetee à 3 g
1/4 l	Wasser
4 Blatt	weiße Gelatine
2	Eigelb
2 EL	Zucker
2	Eiweiß
100 ml	Sahne
1	Banane
2	Zitronenmelisse-zweige zum Garnieren

Zubereitung:

1. Früchtetee mit kochendem Wasser aufgießen, 5 Minuten ziehen lassen und die Teebeutel entfernen. Gelatine in kaltem Wasser einweichen. Eigelbe und Zucker schaumig schlagen, den Früchtetee zufügen und im heißen Wasserbad zu einer dicken Creme rühren.

2. Die Gelatine ausdrücken und in der heißen Teecreme auflösen. Die Creme aus dem Wasserbad nehmen und beiseite stellen. Eiweiß und Sahne getrennt steif schlagen und unter die gelierende Creme heben.

3. In kalt ausgespülte Dessertförmchen füllen und etwa 2 bis 3 Stunden, am besten über Nacht, im Kühlschrank kalt stellen und stocken lassen.

4. Die Teecreme aus den Förmchen auf zwei Dessertteller stürzen. Die Banane schälen, in dünne Scheiben schneiden und um die Creme legen. Mit frischer Zitronenmelisse garnieren und gleich servieren.

pro Portion etwa: 303 Kalorien

BUCHWEIZENBLINIS MIT HIMBEEREN

Zutaten für 2 Personen:

51

80 g	Buchweizenmehl
1 EL	Zucker
1 Prise	Salz
Schale von 1/4	unbehandelter Zitrone (abgerieben)
8 g	frische Hefe
100 ml	lauwarme Milch
1	Eigelb
100 g	Himbeeren
2 cl	Himbeergeist
1 EL	Honig
2 TL	Butter
2 Stengel	frische Zitronenmelisse

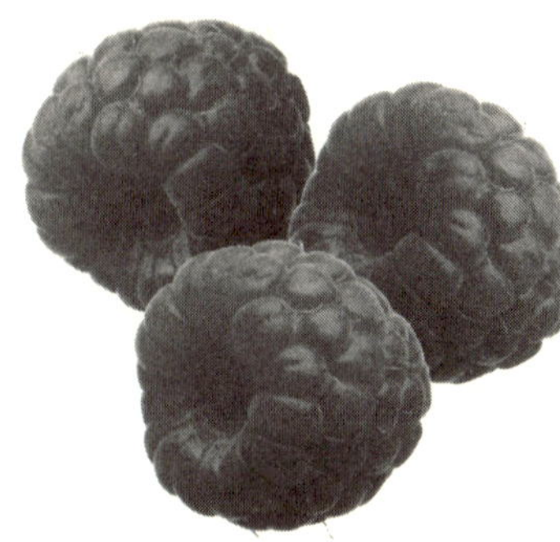

Zubereitung:

1. Für den Teig Buchweizenmehl, Zucker, Salz und Zitronenschale in einer Schüssel mischen. In die Mitte eine Mulde drücken. Hefe hineinbröckeln und mit 4 Eßlöffel Milch und etwas Mehl vom Rand verrühren.

2. Den Teig zugedeckt etwa 10 Minuten gehen lassen. Restliche Milch und Eigelb zugeben, alles gründlich glatt verrühren und zugedeckt an einem warmen Ort weitere 20 Minuten gehen lassen.

3. Die Himbeeren verlesen, abbrausen und abtropfen lassen. Himbeergeist und Honig verrühren, Himbeeren damit beträufeln und etwa 15 Minuten marinieren.

4. Butter portionsweise in einer beschichteten Pfanne schmelzen und aus dem Teig nach und nach kleine Pfannkuchen backen. Die Pfannkuchen mit den marinierten Himbeeren füllen und mit Zitronenmelisseblättchen garnieren.

pro Portion etwa: 321 Kalorien

6. KAPITEL: DAS VORBEREITUNGSPROGRAMM FÜR OPTIMALE FRUCHTBARKEIT

Wenn Sie schwanger werden wollen, sollten Sie die Zeit bis dahin für ein Vorbereitungsprogramm nutzen. Damit verbessern Sie Ihre Fruchtbarkeit. Vor allem aber verschaffen Sie dem Baby auf diese Weise ideale Startmöglichkeiten. Denn sein biologisches Leben beginnt schon vor der Zeugung – mit einer Eizelle, die in Ihnen reift, und einer Samenzelle, die in den Hoden Ihres Partners heranwächst. Gehen Sie gut damit um.

Die meisten Reproduktionsmediziner schlagen eine Vorbereitungszeit von sechs Monaten vor. Vermeiden Sie in der Zeit alles, was Ihnen schadet, und verwöhnen Sie sich mit den Dingen, die Ihnen guttun. Hier die Checkliste:

• Lernen Sie Ihren Zyklus kennen, damit Sie jederzeit wissen, in welcher Phase Sie sich gerade befinden.

• Checken Sie Ihre Vitalstoffversorgung. Bekommen Sie genügend Antioxidantien (Beta-Carotin, Vitamin C und E sowie Selen), Zink und B-Vitamine? Vor allem Vitamin B12 und Folsäure sind wichtig.

• Hören Sie auf zu rauchen.

• Schränken Sie Ihren Alkoholkonsum ein. Versuchen Sie, nicht mehr als ein bis zwei Drinks pro Woche zu trinken.

• Trinken Sie weniger Kaffee. Steigen Sie eventuell auf Kräutertee um. Wenn Sie eingefleischter Kaffeetrinker sind: Versuchen Sie, mit ein bis maximal zwei Tassen pro Tag auszukommen.

• Seien Sie jetzt besonders achtsam, was Scheidenentzündungen oder Pilze betrifft. Schließen Sie Chlamydieninfektionen aus. Wenn Sie zur Routineuntersuchung beim Gynäkologen gehen, sprechen Sie von Ihren Plänen, damit er Sie besonders sorgsam untersucht.

• Wenn Sie bislang keine Röteln hatten, sollten Sie sich spätestens jetzt impfen lassen.

• Fangen Sie an, streßfrei zu leben. Streß ist einer der wichtigsten Unfruchtbarkeitsfaktoren!

• Wenn Sie Untergewicht haben, legen Sie ein paar Pfunde zu – und zwar in erster Linie durch komplexe Kohlenhydrate und Eiweiß – nicht durch Fett! Bei Übergewicht sollten Sie ganz langsam abnehmen. Crash-Diäten sind Gift für die Fruchtbarkeit.

• Verzichten Sie auf alle Medikamente, die nicht unbedingt notwendig sind. Wenn im Krankheitsfall die Einnahme eines Präparats unumgänglich ist, fragen Sie Ihren Arzt, ob das Mittel für Schwangere geeignet ist. Wenn nicht, sollten Sie in den nächsten ein bis zwei Zyklen auf keinen Fall schwanger werden!

Anmerkung: Der vorgegebene Programmrahmen ist bewußt spartanisch gehalten. Der Baby-Countdown hat ein bestimmtes Ziel, das Sie aber auf unterschiedliche Weise in unterschiedlicher Zeit erreichen können. Damit nicht etwa der Eindruck entsteht, es handele sich um eine Art Pflichtpensum, das jeder in einer bestimmten Zeit erledigen muß, steht hinter jedem Monat ausdrücklich »plus/minus«.

6 MONATE DAVOR
(plus/minus)

- **Ziel:** Kenntnis über Ihren Zyklus erlangen.
- **Strategie:** Ihr Zyklus verrät Ihnen fast alles über Ihre Fruchtbarkeit. Er sagt Ihnen, ob Sie regelmäßige Eisprünge haben oder nicht. Und spätestens, wenn Sie Ihr Baby zeugen wollen, müssen Sie genau Bescheid wissen, wann Ihre hochfruchtbaren Tage beginnen.

- **Vorschlag:** Messen Sie jeden Morgen Ihre Basaltemperatur. Tragen Sie die Werte in ein Kurvenblatt ein. Alternativ sollten Sie sich schon jetzt für den Kauf eines Babycomputers entschließen. So richtig optimal funktioniert er nämlich erst nach sechs Monaten, wenn er Sie genau kennengelernt hat.

5 MONATE DAVOR
(plus/minus)

- **Ziel:** Ihren Körper, so gut es geht, entgiften.
- **Strategie:** Beginnen Sie damit, weniger Schadstoffe durch Rauchen, Alkohol und Kaffee aufzunehmen.

- **Vorschlag:** Machen Sie eine ayurvedische 10-Tage-Entgiftungskur. Ist ganz einfach durchzuführen – ideal für Berufstätige. Die Kur reinigt den Körper und macht Sie sensibler für die Dinge, die Ihnen guttun. Nebeneffekt: Man nimmt auch dabei ab.

4 MONATE DAVOR
(plus/minus)

- **Ziel:** Ihrem Idealgewicht nahekommen.
- **Strategie:** Der hormonelle Ablauf im Körper funktioniert am besten, wenn Sie weder zu dick noch zu dünn sind.

- **Vorschlag:** Wenn Sie Untergewicht haben, legen Sie ein paar Pfunde zu – und zwar in erster Linie durch komplexe Kohlenhydrate und Eiweiß – nicht durch Fett! Bei Übergewicht sollten Sie ganz langsam abnehmen. Crash-Diäten sind Gift für das Hormonsystem und den Stoffwechsel. Damit erreichen Sie genau das Gegenteil. Nehmen Sie sich drei Monate Zeit. Danach sollten Sie Ihr neues Gewicht stabilisieren.

3 MONATE DAVOR
(plus/minus)

• **Ziel:** Ihre Nährstoffversorgung optimieren.

• **Strategie:** Gesünder essen: viel Obst und Gemüse, wenig Fleisch, wenig Wurst. Frische Sachen bevorzugen. Verzichten Sie weitgehend auf raffinierte Kohlenhydrate, bevorzugen Sie Vollkornprodukte. Achten Sie auf eine gute Versorgung mit Vitaminen und Mineralstoffen. Wenig Süßigkeiten. Auf künstliche Süßstoffe ganz verzichten! Trinken Sie wenig Alkohol und Kaffee, dafür aber sehr viel Wasser. Meiden Sie Junk-Food: Er ist Gift für Ihre Fruchtbarkeit.

• **Vorschlag:** Nehmen Sie Zusatzpräparate mit den Antioxidantien Beta-Carotin, Vitamin C, E, und Selen. Besonders wichtig jetzt: der Vitamin B-Komplex (insbesondere Folsäure und Vitamin B6). Auch Zink müssen Sie eventuell zusätzlich futtern.

2 MONATE DAVOR
(plus/minus)

- **Ziel:** Möglichst keine Medikamente nehmen.
- **Strategie:** Verzichten Sie auf alle Medikamente, die nicht unbedingt notwendig sind. Das betrifft Schmerzmittel, Schleimlöser, Grippemittel, Hustensaft, Appetitzügler, Abführmittel, Entwässerungspillen, Beruhigungstabletten, Antimykotika und Antibiotika.

- **Vorschlag:** Wenn im Krankheitsfall die Einnahme eines Präparats unumgänglich ist, fragen Sie Ihren Arzt, ob das Mittel für Schwangere geeignet ist. Wenn nicht, sollten Sie in den nächsten ein bis zwei Zyklen auf keinen Fall schwanger werden!

1 MONAT DAVOR
(plus/minus)

• **Ziel:** Hundertprozentiges Fruchtbarkeitsbewußtsein entwickeln.

• **Strategie:** Alles vermeiden, was schlecht für Sie ist. Das betrifft Körper und Psyche. Vermeiden Sie jede Form von Streß: Diäten sind jetzt absolut verboten. Spätestens jetzt sollte Schluß mit eisernen Fitneßprogrammen sein.

• **Vorschlag:** Am besten wird man schwanger, wenn man so entspannt ist, daß es einem nicht auf ein paar Monate ankommt. Wenn Sie sich wohl fühlen in Ihrer Haut und in Ihrer Partnerschaft, gibt es keinen Grund, das Baby unbedingt jetzt zu wollen.

Bevor ich dich empfing,
ersehnte ich dich,
bevor du geboren wurdest,
liebte ich dich,
du warst noch keine
Stunde geboren,
da wäre ich schon
für dich gestorben.
Das ist das Geheimnis
des Lebens.

Maureen Hawkins

REGISTER

A

B

C

D

E

M

N

O

P

Q

R

S

T

U

V

Z

ANHANG: ADRESSEN, DIE IHNEN WEITERHELFEN

- **Deutsche Gesellschaft für Nährstoffmedizin und Prävention**,
  Hannoversche Str. 24,
  31848 Bad Münder,
  Tel.: 05042/940 100

- **Deutsche Gesellschaft für Ayurveda**,
  Wildbadstr. 201,
  56841 Traben- Trarbach,
  Tel.: 06541/58 17, Fax: 06541/70 51 20

- **Wunschkind e.V.**,
  Rungestr. 3-6, 10179 Berlin.
  Der Dachverband für Selbsthilfegruppen von Paaren mit Fruchtbarkeitsstörungen verschickt gegen einen frankierten Rückumschlag (3 Mark) eine ausführliche Broschüre und die aktuelle Adressenliste von Selbsthilfegruppen in der Bundesrepublik.

- **Feministisches Frauengesundheitszentrum**,
  Bamberger Str. 51, 10777 Berlin,
  Tel.: 030/213 95 97.
  Hier erfahren Sie die Adressen der Vertretungen der Feministischen Gesundheitszentren in anderen Großstädten.

- **UKW (Unerfüllter Kinderwunsch) e.V.**,
  Postfach 1829, 88388 Biberach,
  Tel.: 07351/12193, Fax: 07351/12196
  (Andrea und Bernhard Deckert)
  oder 07392/4942 (Anita Hess)

- Auch die **Pro-Familia-Beratungsstellen** in fast allen größeren Städten veranstalten Selbsthilfegruppen.
  Adressen: siehe Telefonbuch.

- **NFP, Malteser Werke**,
  Steinfelder Gasse 9, 50670 Köln,
  Tel.: 0221/160 29 46-48.

- **Katholische Bundesarbeitsgemeinschaft für Beratung e.V.**, Arbeitsgruppe NFP,
  Kaiserstr. 163, 53113 Bonn,
  Tel.: 0228/10 33 09

- **Gynäkologische Gemeinschaftspraxis Dr. Annick Horn, Dr. Wolf Michel und Dr. Gerd Bispink**,
  Palmaille 96, 22767 Hamburg,
  Tel.: 040/30683668

- **Prof. Dr. Ingrid Gerhard, Hormonsprechstunde an der Universitäts-Frauenklinik**,
  Voss-Str. 9, 69115 Heidelberg

LITERATURHINWEISE

KINDERWUNSCH UND NATÜRLICHE FAMILIENPLANUNG:

Uta König: **Das große Buch der Fruchtbarkeit**, Leib & Seele, Zürich 1997
Raith, Frank, Freundl: **Natürliche Familienplanung heute**, Springer 1994
Ingrid Gerhard/Christine Wolfrum: **Kinderwunsch**, GU 1998
Merryl Winstein: **Signale der Fruchtbarkeit,** Ehrenwirth 1994

ERNÄHRUNG:

Sarah Brewer: **Planning A Baby**, Vermillion, 1995
Jean Carper: **Wundermedizin Nahrung**, Econ 1993
Kathi Dittrich/Claus Leitzmann: **Bioaktive Substanzen**, Trias 1996
Michael Hamm: **Das große Buch der Vitamine**, Fit For Fun 1995
Peter Hoffmann/Werner G. Gehring: **Die potentesten Lebensmittel**, Trophos 1998
Niels H. Lauersen/Colette Bouchez: **Getting Pregnant**, Fawcett Columbine 1991
Claus Leitzmann: **Powerfood**, GU 1998
Linus Pauling: **Das Vitamin-Programm**, Goldmann 1992
Niravi B. Payne: **The Language Of Fertility**, Harmony 1997
Karl Pflugbeil: **Vital Plus – Das große Programm der Orthomolekularen Medizin**, Herbig 1990
Sherman J. Silber: **How to Get Pregnant**, Warner Books 1980

AYURVEDA und KRÄUTER:

Karin Pirc: **Ayurveda Kursbuch für Mutter und Kind**, Lübbe 1996
Ernst Schrott: **Ayurveda für jeden**, Mosaik 1994
Anne McIntyre: **Frauen-Handbuch Heilkräuter**, BLV 1996

REZEPT-ÜBERSICHT

FRÜHSTÜCKE / SNACKS

SUPPEN UND SALATE

HAUPTGERICHTE MIT FLEISCH

VEGETARISCHE HAUPTGERICHTE

HAUPTGERICHTE MIT FISCH

SÜSSE SÜNDEN

NEUE WEGE ZUM WUNSCHKIND

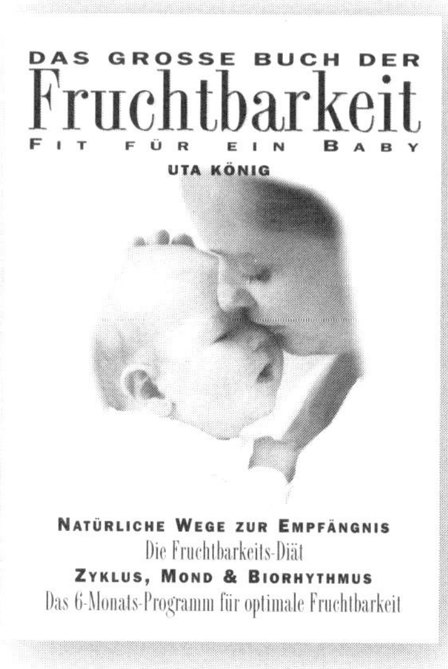

FIT FÜR EIN BABY!

Dieser umfassende Ratgeber für alle Paare mit Kinderwunsch zeigt alternative Wege, die Fruchtbarkeit zu verbessern: u. a. durch Kräuter, Luna-Yoga, gezielte Vitalernährung, Entspannungstechniken, Naturmedizin, Aphrodisiaka – und macht richtig Lust auf ein Baby.

Der Baby-Bestseller – über 100.000 verkaufte Bücher

Uta König, **DAS GROSSE BUCH DER FRUCHTBARKEIT**
288 Seiten, zahlreiche Abbildungen, DM 39,90
ISBN 3-906715-19-1, Verlag LEIB & SEELE

AUS DEM INHALT:

- Schwanger werden – die einfachste Sache der Welt?
- Empfangen statt verhüten: Die Zeichen der Fruchtbarkeit
- Mondfeste: Menstruation, Zyklus und Biorhythmen
- Was einem Kind im Wege stehen kann
- Sanfte Wege zur Empfängnis: Ayurveda: Im Einklang mit sich selbst / Heilkräuter für die Fruchtbarkeit / Natürlich fruchtbar durch Luna Yoga / Akupressur, Aromatherapie und Reflexzonenmassage / Visualisierung: Die Kraft der inneren Bilder
- Die Fruchtbarkeitsdiät
- Spermakrise: Schädliche Umwelteinflüsse und was Sie dagegen tun können
- Therapien gegen Unfruchtbarkeit: Reproduktionsmedizin / Homöopathie / Chinesische Medizin
- Die Magie der Fruchtbarkeit: Liebestränke und Zauberkräuter
- Und jetzt ein Baby: Ihr persönlicher Empfängnisplaner
- Nützliche Adressen / Literaturtips / Glossar / Register

„Ich wünschte mir, dieses Buch wäre schon früher erschienen. Es ist unkonventionell, praktisch und anregend. Ich habe es meiner Tochter geschenkt."

Luisa Francia, Autorin

„Dieses Buch läßt keine Frage unserer Patientinnen unbeantwortet!"

Prof. Dr. Ingrid Gerhard, Uni-Frauenklinik Heidelberg

„Dieser Ratgeber sollte als Ergänzung und Bereicherung zur schulmedizinischen Behandlung gesehen werden."

Dr. med. Annick Horn, Frauenärztin und Fruchtbarkeitsspezialistin